香菽悠远

话说大豆

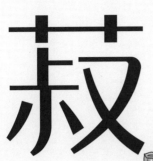

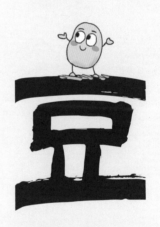

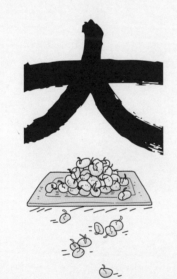

唐 珂 吴月芳◎主编

聂 辉◎绘

了解中国大豆
探寻隐藏在大豆中的
人类文明进化史

农村读物出版社
北京

图书在版编目（CIP）数据

菽香悠远话大豆 / 唐珂，吴月芳主编；聂辉绘. ——
北京：农村读物出版社，2023.11
ISBN 978-7-5048-5845-0

Ⅰ.①菽… Ⅱ.①唐…②吴…③聂… Ⅲ.①大豆-
食品营养-研究 Ⅳ.①R151.3

中国国家版本馆CIP数据核字(2023)第209755号

SHUXIANG YOUYUAN HUA DADOU

农村读物出版社出版
地址：北京市朝阳区麦子店街18号楼
邮编：100125
责任编辑：刁乾超　全　聪　宁雪莲　　文字编辑：赵冬博
版式设计：李　爽　　责任校对：吴丽婷　　责任印制：王　宏
印刷：北京通州皇家印刷厂
版次：2023年11月第1版
印次：2023年11月北京第1次印刷
发行：新华书店北京发行所
开本：880mm×1230mm　1/16
印张：19
字数：220千字
定价：88.00元

编 委 会

推荐语

　　《菽香悠远话大豆》是一本有关大豆的科普新作，作者阐述了蕴藏在中国大豆中的文明进化历史。中国先民将野生大豆驯化为栽培大豆，古人称"圣人治天下，使有菽粟如水火"。大豆约含40%蛋白质和20%油脂，是高营养作物。两三千年前大豆就是国人蛋白质营养的主要来源，小米则是淀粉营养的主要来源。有史以来淀粉营养来源有所变迁，但大豆则一直是蛋白质营养主要的直接（食用）和间接（饲用）来源。中国是大豆食品和豆制品的发源地，数千年来，从一颗大豆衍生的大豆饮食文化和大豆加工产业，为国人带来了健康、带动了经济，更呵护着我们中华民族农耕文化五千年绵延不断的根基！保障大豆产业的发展涉及我国种植业、养殖业以及食品加工业的安全，涉及国家经济的稳定和可持续发展。《菽香悠远话大豆》以生动活泼的话题，如"大豆简史""豆食春秋""菽水长歌""民生健康""神奇百变""大豆及产业展望"，介绍了大豆的起源、大豆加工食品的发明、食用大豆的历史典故、大豆的保健功能、大豆新兴食品的开发以及大豆产业市场的发展。《菽香悠远话大豆》是读者茶余饭后增加大豆知识的优良读物，它的出版将对弘扬中华文化，推动大豆饮食、大豆产业、大豆文化的社会传播，提高国人的健康水平起到积极的推动作用。

盖钧镒

2023.10.22

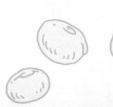

大豆礼赞

唐 珂 *

问萁何时长？ 问豆几时圆？

春播一粒种， 秋飨一片田。

一颗豆， 圆又圆， 结庐人境无噪喧；

荷锄种豆望南山， 中原植菽逾千年。

一颗豆， 圆又圆， 大豆家在黄河边；

济世之谷传世界， 遍经风雨久屹然。

一颗豆， 圆又圆， 煮豆燃萁佐三餐；

信知磨砺出精神， 清白豆腐赋清廉。

一颗豆， 圆又圆， 化作寒浆照华颜；

古今多少才学士， 食豆养心去忧烦。

一颗豆， 圆又圆， 身系家国万万千；

春华秋实岁重岁， 菽水长歌年复年；

一分耕耘一收获， 青出于蓝胜于蓝。

一颗豆， 圆又圆；

此中有真意， 欲说已忘言。

一颗豆， 圆又圆；

不以清贫弃远志， 留于人间香漫天！

（即颂）

* 注：作者系中国农民丰收节组织指导委员会办公室主任、农业农村部市场与信息化司司长。

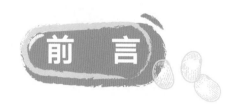

前　言

　　中国是大豆的故乡，也是豆制品的发祥地。自古以来，中国人习惯种豆、采豆、食豆、咏豆，大豆在中国栽培并用作食物及药物的历史已超8 000年！并通过陆上和海上丝绸之路走向世界，成为影响世界粮食种植结构和饮食风尚的重要粮食作物。

　　民以食为天，农为食之源。大豆生产与水稻栽培、种茶制茶、养蚕缫丝一道跻身"中国农业的四大发明"。大豆和豆制品对中华农耕文明和民族饮食文化的形成与发展产生了深远影响，并由此衍生出了独具中国农耕文明特点的大豆美食和大豆文化。中国从8 000多年前驯化和栽培大豆，到2 000多年前发明和食用豆腐，大豆和豆制品不但早已成为国人日常生活离不开的食品，而且在生产、加工和消费利用方面长期处于世界领先地位，如英语中的soy、法语中的soya、德语中的sojia等读音接近大豆的古名"菽"，英语中的tofu，俄语中的тофу等读音与"豆腐"相同，还有豆浆（豆奶）产品风靡欧美，中西饮食因"豆"交融而出现的大豆奶昔、大豆素肉等。源自中国的大豆和豆制品对全球的农作物种植体系、农业经济、饮食文化、食品工业等的发展都做出了不可磨灭重要贡献，产生着深远、悠久、绵长的重要影响。

　　根据联合国粮食及农业组织（FAO）的报告，以大豆为代表的豆类，与我们的生存环境、身体健康之间存在着非常密切且重要的关系。2018年，联合国大会第73届会议决定将每年的2月10日设为"世界豆类日"。与此同时，作为"端牢中国饭碗"和"国家营养战略"的重要支撑，中国推出"大豆和油料产能提升工程"一揽子支持政策，中华民族的"奇迹豆"再次踏上了波澜壮阔的新征途。

　　一颗大豆，万众同心。本书是一本有关大豆和豆制品的百科全书，也是一部以大豆为主题的对中华农耕文明的赞歌，将通过大豆家族的代表"豆豆"的介绍，透过一个个种豆、磨豆、食豆的故事，细数大豆和大豆食品的文化、价值、历史与未来。

　　一生"豆"是你，"福"气伴终生。

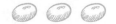

问其何时长？问豆几时圆？
春播一粒种，秋飨一片田。

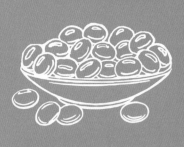

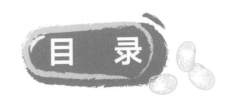

目 录

"豆豆" 小传

　　我叫豆豆，本名大豆，很早以前，人们称呼我为"菽"。

　　我本身是一颗野生豆子，8 000年以前已经被中华先民发现并实现人工栽培，大约5 000年前，我已被先民列为"五谷"之一，成为主食，通常被煮成豆粥。在2 000多年前，一次偶然的机会，我被研磨成豆浆后，在盐卤的"点化"下，化身成了豆腐，进而又衍生出了豆花、豆干、腐竹、素鸡等数十种豆制品。如今，以豆腐、豆浆、豆芽、豆酱、豆豉、腐乳、酱油、豆油、大豆植物肉等为代表的豆制品，作为日常饮食的主角之一，不但在中国历久弥新，更已成为风靡世界的功能性健康食品。作为早已走出祖国，遍布世界的粮食作物和健康食品，大豆和豆制品也已成为中华农耕文明、中华饮食文化的重要代表。

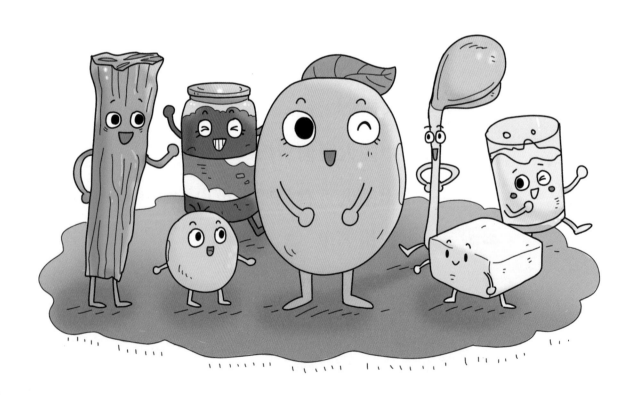

大豆简史

为什么说"中国是大豆的故乡"？

你知道一颗大豆从播种到收获需要多少天吗？

为什么说大豆是"济世之谷"？

原产于中国的大豆，是怎样走向世界的？

未来人们会怎样种豆呢？

我想，读完后面的这些故事，你会对大豆、对中国、对我们的农耕文明有新的认知。

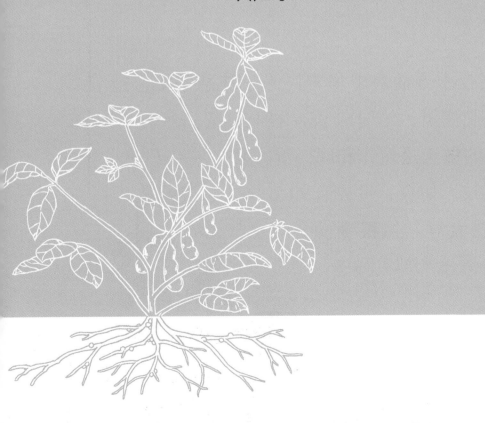

中国——大豆的故乡

人们常说，中国是大豆的故乡，其实严格来说，称"中国是栽培大豆的故乡"更为准确。

中国自古以农立国，耕读传家，创造了源远流长、灿烂辉煌的农耕文明，长期领先世界。水稻栽培、大豆生产、养蚕缫丝、种茶制茶更被誉为"中国农业的四大发明"。据苏联著名生物学家瓦维洛夫的调查研究，世界上最重要的640种作物中，起源于中国的有136种。具体到大豆，作为中外学者的基本共识，农业考古已经证实，早在远古部落时代，中华先民就已经开始采集野生大豆，并经过不断尝试与积累经验，一步步将大豆从野草驯化成为与"粟"同等重要的粮食作物，对中华文明和世界文明的发展产生了广泛而深远的影响。

大豆栽培技术

在大豆的栽培技术方面，中华先民除了注意整地、抢墒播种、精细管理、施肥灌溉、适时收获、晒干贮藏、选留良种，最突出的做法是轮作和间、混、套种及肥稀瘦密和整枝。如今，世界有90多个国家和地区种植大豆，追根溯源，这些国家的大豆栽培技术都发端于中国。

豆豆说豆

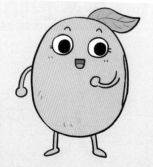

常见的大豆栽培技术

关于轮作和间、混、套种，目前最早的记载见于《战国策》和《僮约》，原文分别是"五谷所生，非麦而豆"和"十月收豆，抢麦窖芋"，说明至少在汉代时，我国已形成麦收后即种大豆或粟的习惯。《农书》还总结了南方地区稻后种豆的做法，有"熟土壤而肥沃之"的作用。《农桑经》进一步指出，大豆和麻间作，有防治豆虫和使麻增产的作用。

关于肥稀瘦密种豆法，在《四民月令》中明确记载有"种大小豆，美田欲稀，薄田欲稠"。因为肥沃的土地大豆种得稀疏些，可争取其多分枝而增产；贫瘠的土地大豆种得密集些，可依靠较多植株保丰收。直到现在，通常仍遵循这一"肥稀瘦密"的原则。

关于大豆整枝，以《齐民要术》记载的"地过熟者，苗茂而实少"和《三农经》记载的"急刈其豆之嫩颠，掐其繁叶"为代表，为促进开花结荚，有时人们会将大豆植株第一穗花以下的杈子全部去掉，使主蔓爬到架顶时再摘心，这项技术已经在棉花等作物的种植中得到广泛应用。

关于豆子的力量，"种瓜得瓜种豆得豆"，您肯定知道吧？可在1 400多年前的《齐民要术》中却又有"种豆得瓜"的记载。这种方法被称为"大豆起土法"，即把大豆和瓜子一起种下，利用顶土力强的大豆苗为顶土力弱的瓜苗起土，到瓜苗长出数片真叶的时候，再把豆苗掐断。老祖宗可真厉害！

大豆的起源传说 》》

大豆俗称黄豆。大家知道，中华民族对"黄"字历来就有一种特殊感情，比如：黄帝、黄河、黄钟、黄历、黄卷、黄道等。作为中华民族的"神奇豆"，黄豆是怎样出现，又怎么成为"五谷"之一的呢？

传说一：黄帝与黄豆

在上古时代，人们依靠原始的渔猎和采食野果维持生存，这种"采树木之实，食蠃蚌之肉"的结果，会造成"伤害腹胃，民多疾病"，进而使当时的人们"多疾病毒伤之害"，很多人只活到十几岁、二十多岁就死去了。后来，随着原始部族的发展融合，黄河流域逐渐形成了史书上所说的"炎（帝）黄（帝）各有天下之半"的对峙局面，在炎黄之战爆发前，黄帝为备战，曾命人"治五气，艺五种"，以"抚万民，度四方"。这里的"艺五种"指的是种植黍、稷、菽、麦、稻

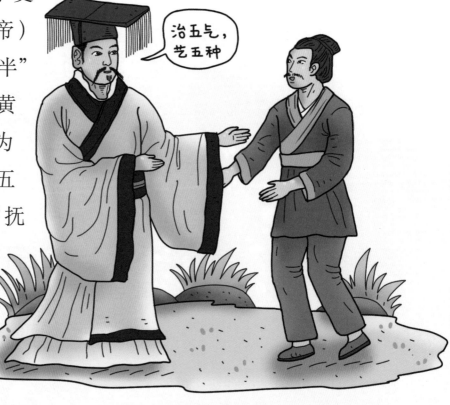

治五气，艺五种

这五种农作物，而"菽"指的就是大豆。正是因为黄帝"艺五种"这一创举、种植与食用大豆习惯的形成，黄帝部落的族人身体越来越强壮、疾病越来越少、寿命越来越高，并最终战胜炎帝、战胜蚩尤。为纪念黄帝对种植大豆的发现和推广贡献，后世的人们也习惯称大豆为"黄豆"。

传说二：大豆与五谷

在尧舜时代，有一个负责农业的官员名叫后稷，出生于今天的山西省稷山县。他小时候，有一年春天，看见原本被一只周身通红的鸟儿衔着的一棵"九穗谷"掉到了地上，后稷出于惜物之心，把那棵"九穗谷"埋到了土里。后来，后稷再经过埋"九穗谷"的地方时，发现那里竟长出了一片谷田。受此启发，后稷和小伙伴们开始有意识地采集一些植物种子，埋进土里试种。这其中，后稷最喜欢种麻（苎麻）和菽（大豆），并且以麻（苎麻）和菽（大豆）种得最好。再后来，后稷长大了，赶上天下大旱，百姓生活困难到了"煎沙烂石，天下作饥"的程度，后稷被举荐为"农师"，通过试种，因宜耕种、耐瘠薄、收获多等特点，又从"百谷"中提炼出了黍、稷、菽、麦、稻这"五谷"，并让黎民百姓耕种、食用"五谷"，解决了时人的吃饭问题。为纪念后稷"教民稼穑"，人们在他教人种庄稼的地方建立了教稼台（位于陕西省武功县），并将他奉为国家祭典中的"五谷之神"。而大豆能入选"五谷"，原因可以在《春秋考异邮》中找到，其明确记载"菽者稼最强"，意思是大豆（菽）在农作物中营养支撑和种植应用范围等综合价值最高。

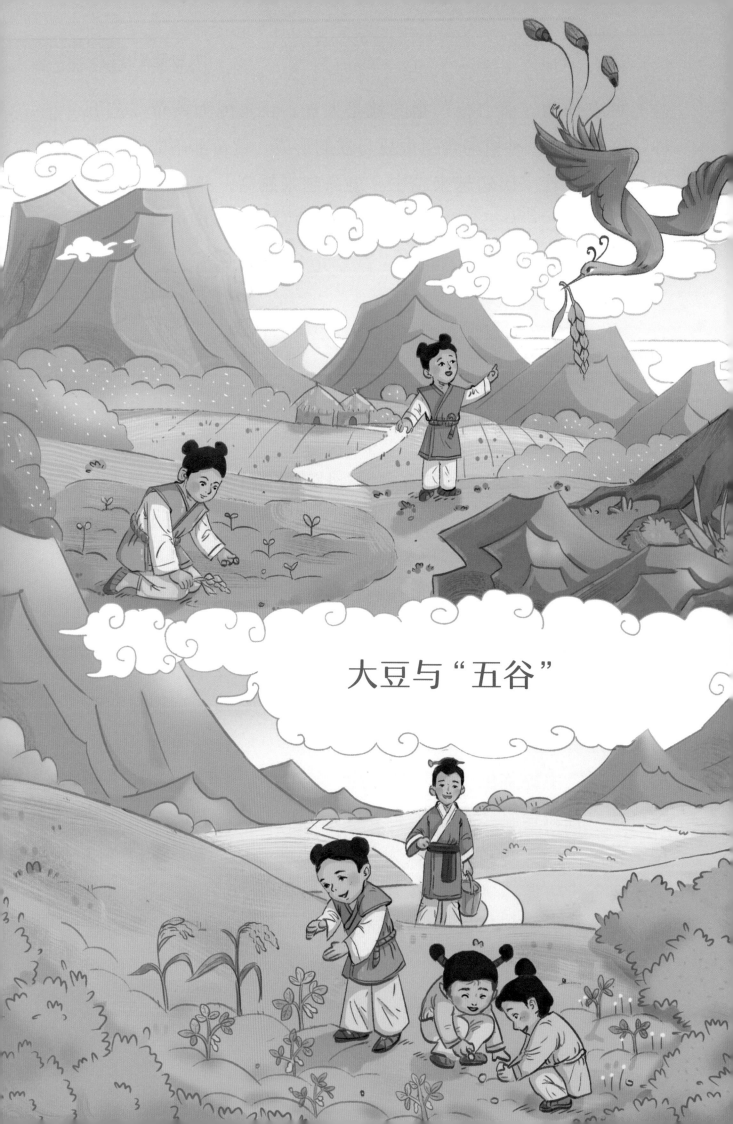

大豆与"五谷"

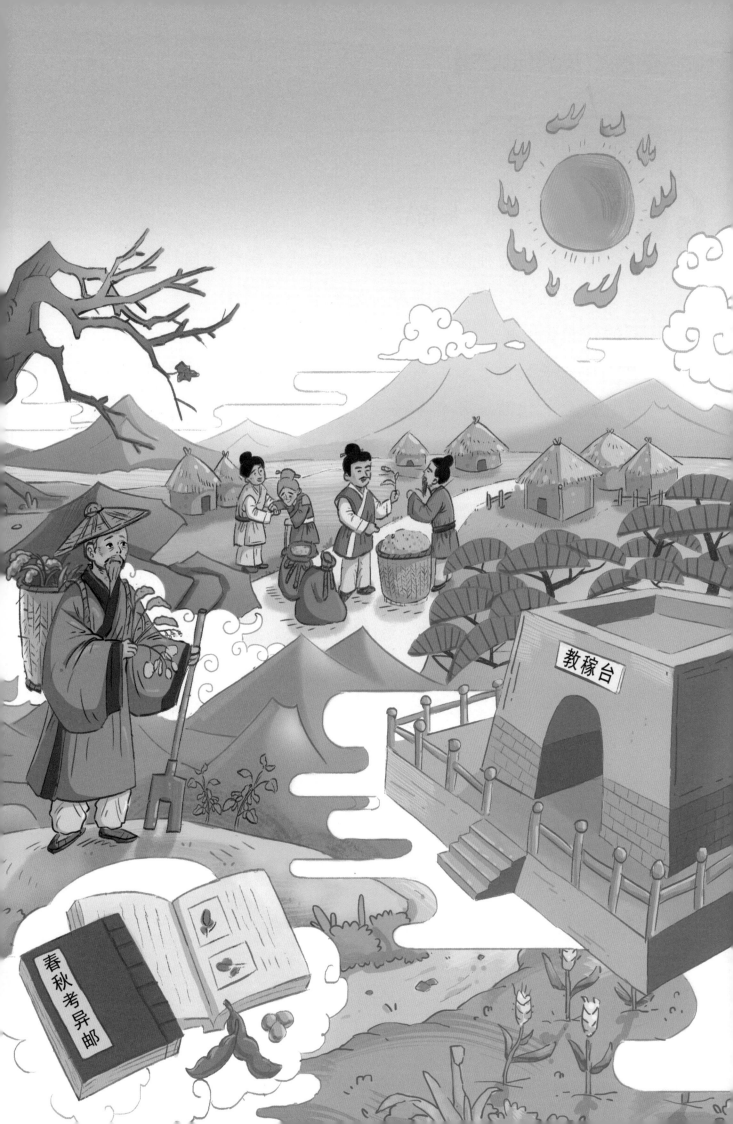

教稼台

春秋考异邮

豆豆说豆

中华民族的"神奇豆"

有关大豆的种植起源和推广，文献记载和民间传说中，除了有黄帝艺五种、后稷种菽麻，还有管仲出戎菽（《管子·戒》记载的"北伐山戎，出冬葱与戎菽，布之天下"）、大豆生于槐（出自《神农书》的记载）等记载。细细梳理这些记载传说可以发现，大豆的出现，不但解决了人们的吃饭问题，还降低了人们的患病概率、增强了人们的体质、延长了人们的寿命。也正因如此，大豆种植和食用一经出现，便在中华大地上得到了广泛推广！

作为中华民族的"神奇豆"，科学研究显示，大豆中含有大约40%的蛋白质和20%的脂肪，同时含有维生素B_1、钙、磷、烟酸、胡萝卜素等人体所需营养成分，且含糖量较低。不但是人类赖以生存的营养要素——蛋白质的重要来源，更是人体"快乐营养素"——色氨酸、"人体必需氨基酸"——赖氨酸的重要来源！对增强免疫力、减少疾病等具有诸多益处，是人们健康的基石、成长的基石！

考古遗址中的大豆 》》

　　我国是大豆的故乡，祖本野生大豆遍布大江南北。丰富的野生大豆资源为栽培大豆最早起源于中国提供了有力的自然证据。通过考古工作者的辛勤努力，大量的考古发现已经可以证明中国是栽培大豆的起源地。我国东北、华东、华北、华中、西北等地区均出土过春秋时期以前的半栽培或栽培大豆品种，大豆在古代中国经历了从野生到栽培的驯化过程，商周以后栽培大豆品种趋于成熟。

　　以下，是我国考古遗址中出土的大豆及相关信息：

● 河南舞阳贾湖遗址：出土的大豆距今8 500～8 000年；其外表形态介于野生大豆和栽培大豆之间，与野生大豆存在明显区别；反映出当时大豆已经处在被驯化的过程之中，也说明我国栽培大豆的历史不止8 000年。

● 陕西西安鱼化寨遗址：出土的大豆距今6 000年左右；在形态上和现代大豆已经非常接近。

● 福建南山遗址：出土的大豆距今5 800～3 500年；是目前为止，长江以南地区最早的大豆碳化种子。

● 山西襄汾陶寺遗址：出土的大豆距今4 500～3 900年；遗址复原的古观象台能推算出20个节气，可以拟定关于大豆、黍、粟等农作物播种和收获的历法，标志着中国传统的农业节气、历法在大豆栽培中已经得到应用。

● 河南登封王城岗遗址：出土的大豆距今4 450～3 550年；出土碳化大豆粒的实际尺寸范围恰好介于野生种和栽培种之间，栽培大豆发展成熟。

● 陕西宝鸡周原遗址：出土的大豆距今4 000年左右；这里发现的大豆在形态上和现代大豆已经非常接近。

● 内蒙古敖汉旗兴隆沟遗址：出土的大豆距今4 000～3 500年；这里发现的大豆在形态上和现代大豆已经非常接近。

● 河南禹州瓦店遗址：出土的大豆距今4 000年左右；这里发现的是龙山文化时期的碳化大豆，具有栽培大豆中晚期的特点。

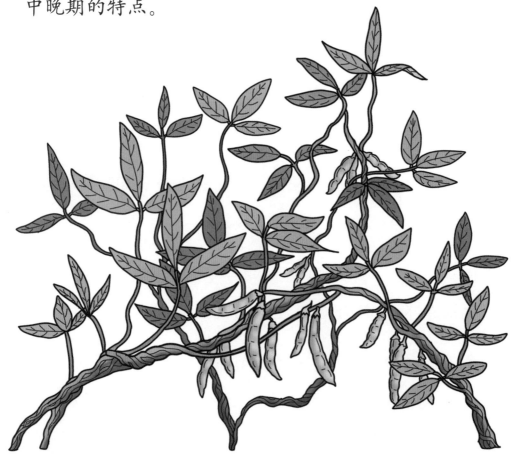

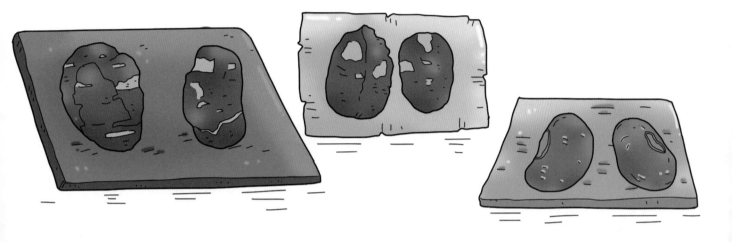

● 河南洛阳皂角树遗址：出土的大豆距今3 900～3 600年，是我国迄今发现最早的夏代大豆。

● 山东牟平照格庄遗址：出土的大豆距今3 800～3 500年；这里发现了目前为止山东最早的大豆遗存。

● 北京琉璃河遗址：出土的大豆距今3 000年左右；这里发现了目前为止燕山一带种植大豆最早的遗存。

● 山东即墨北阡遗址：出土的大豆距今3 000～2 200年；这里发现的大豆为周代地层中的大豆，大豆形态已具有成熟栽培大豆的特征。

● 黑龙江宁安大牡丹屯和牛场遗址：出土的大豆距今3 000年左右；这里发现了目前为止黑龙江种植大豆最早的遗存。

● 吉林永吉乌拉街遗址：出土的大豆距今3 000年左右；这里发现了目前为止吉林种植大豆最早的遗存。

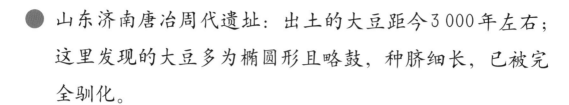

● 山东济南唐冶周代遗址：出土的大豆距今3 000年左右；这里发现的大豆多为椭圆形且略鼓，种脐细长，已被完全驯化。

● 吉林永吉大海猛遗址：出土的大豆距今2 600年左右；这里出土的碳化大豆属于秣食豆类型，同期还出土有猪骨和陶猪等，说明当时已驯化出专用饲养家畜的大豆品种。

● 山西侯马"牛村古城"南东周遗址：出土的大豆距今2 300年左右；这里与大豆同期出土的还有货币币和大量车马器，说明当时已经有大豆贸易。

● 湖南长沙马王堆汉墓：出土的大豆距今2 100年左右；以此为标志，从西汉开始，大豆开始大量、大范围出现在古墓葬中。

● 陕西西安陕西卷烟材料厂汉墓：出土的大豆距今1 800年左右；这里不但出土了碳化大豆，还出土了一个陶罐，陶罐上朱书"大豆"二字，说明起码在东汉时期，大豆已经取代"菽"之名。

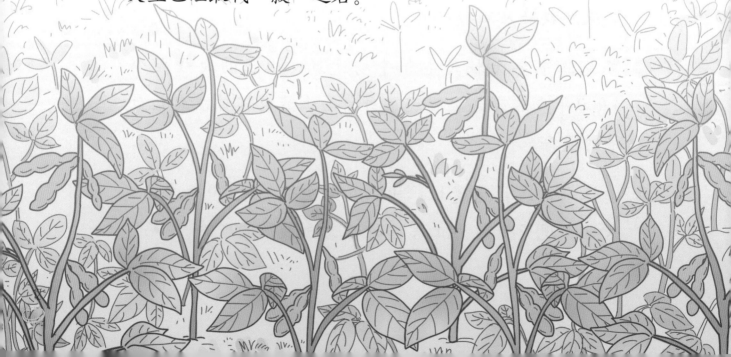

豆豆说豆

植物考古，怎么区分野生大豆和栽培大豆？

作为栽培大豆的发源地，从植物考古领域来说，我国很多地方都出土了大豆遗存，大量证据印证了大豆在我国种植和利用历史悠久。可是，野生大豆与栽培大豆最关键的区别不是在豆粒上，而是在豆荚上（野生大豆爆荚繁殖，栽培大豆成熟后不爆荚），考古遗址很难发现豆荚的遗存。所以，很长一段时间，无法识别考古出土大豆遗存的栽／野属性，这就制约了我们对大豆起源的研究。

近年来，科学工作者发现，通过分析考古遗址出土大豆粒的豆皮（种皮）状况，也能很好地区分栽培大豆与野生大豆，因为野生大豆的种皮，质地非常坚韧。如果用锤子将其砸碎，不管砸得多么粉碎，它的种皮仍然与子叶（豆瓣）连在一起。而栽培大豆只要一砸碎，它的种皮就从子叶（豆瓣）上脱落。根据这个重要区别，对于大豆起源的研究我们现在有了新的突破。例如出土于河南舞阳贾湖遗址距今8 000年的581粒大豆遗存，根据外表

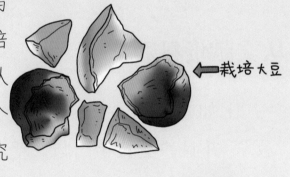

←栽培大豆

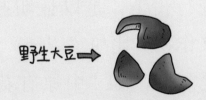

野生大豆→

形态推断，当时的大豆已经处于被驯化阶段。如今通过现生大豆粒标本的碳化实验等方法，可以肯定贾湖遗址中的大豆就是栽培大豆，大豆至少在8 000年前就已经被中国古代先民驯化和栽培。这也是贾湖遗址的第11项世界之最——目前世界上最早的人工栽培大豆起源地。

这里是世界栽培大豆的起源地

栽培大豆的具体起源，可谓观点众多、看法不一，概括起来主要有这样的一些主张：起源于东北地区说，起源于华南地区说，起源于华北地区东北部说，起源于两河（长江、黄河）源头说，起源于黄河中下游说，还有起源于云贵高原说等。通过对历史文献资料所记载"菽"的分布、考古资料发现的大豆遗存的分布，同时结合野生大豆的分布与大豆的生长习性进行分析，"栽培大豆应起源于黄河流域"已成为学者共识。在这里，中国的先民第一次与栽培大豆的祖先——野生大豆相遇，中华民族的母亲河之一是黄河，黄河流域是世界栽培大豆的起源地。

从文献资料看

比如殷墟甲骨卜辞中多次提到"菽"，并且"受菽年"与"受黍年"同时进行占卜，足以证明菽与黍同为农作物。比如《诗经》中多次提到菽，如"中原有菽，庶民采之""采菽采菽，筐之莒之""七月亨葵及菽"等。再比如《管子》《周礼》《墨子》《睡虎地秦墓竹简》等资料中均有关于"菽"的记载，并且这些记载提到的地点集中在黄河中下游的中原地区。

从大豆遗存看

  大豆虽然由于不易保存，在传统的考古发掘中发现较少，但从目前的考古遗址分析，已发现了数十处栽培大豆的遗存，主要分布范围在黄河中下游的陕西、山西、河南北部、内蒙古东南部、山东中部地区，时间大致从龙山时代至周代。同时，具有商周时期碳化大豆遗存的遗址和出土大豆的数量逐渐增多，这些特征说明，作为一种农作物，栽培大豆至少在商周时期，已经在黄河流域得到广泛种植。

从生态环境看

  远古先民栽培植物时往往是"就地取材"，野生大豆为草本豆科植物，是栽培大豆的近缘祖先种。我国野生大豆分布情况受地形、地貌影响，从大兴安岭、内蒙古高原、青藏高原到云贵高原东缘一线开始，向东分布逐渐增多，特别是松辽平原、黄河中下游地区和江淮之间最为普遍。所以，从生态环境分析，黄河流域也具备野生大豆被人类驯化为栽培大豆的自然基础。

豆豆说豆

大豆的起源问题

只有了解大豆的起源问题，才能更科学地指导大豆种质的搜集、分类、研究和利用。此外，研究大豆的进化，可以更加清楚地了解大豆遗传特性的演替规律，为改良和培育大豆新品种提供理论依据。

对于"大豆应起源于黄河流域"的判断，虽然从古农史、生态学、生物化学方面均有论证，也是大多数研究者的共识，但这一假说缺少最令人信服的分子生物学方面的证据，而且也有学者认为"栽培大豆起源于黄河中下游"的假说所引用的古代文献和考古资料是不全面的、不准确的。因此这一观点也没得到绝对全面的认同。由上可见，大豆的起源与进化是一个复杂而重要的命题，需要从多方面来综合分析，积累更多的研究成果，才有望取得较大的进展。

大豆的一生

庄子说:"天地有大美而不言,四时有明法而不议,万物有成理而不说。"从一颗豆、一株苗,到一簇荚、一捧豆,大豆的一生虽然短暂,却能带给我们许多生命的启示。比如:

一颗大豆,不论落在那里,只要有一线生机,它也会努力地生根发芽,向上生长。哪怕它上面压的是一块很重很重的石头,它也会从石块的缝隙,曲曲折折地、顽强不屈地挺出地面来,直到将压在它身上的石块掀翻。这是生命的韧性!

每当秋风起后,大豆成熟时,伴随"啪"的一声,走向枯萎的豆荚,会用它生命的最后力量,把金黄的大豆粒弹射出去,散花般美丽,爆发力惊人!作为"植物射手"中的佼佼者,野生大豆能将种子弹射出去。这种传播种子的方式,目前已经被成功应用到了人工血管支架的设计中,大大降低了支架手术难度。这是大豆的智慧!

……

大豆的生命启示还有很多,本书的后面还会点出一些,欢迎继续阅读。

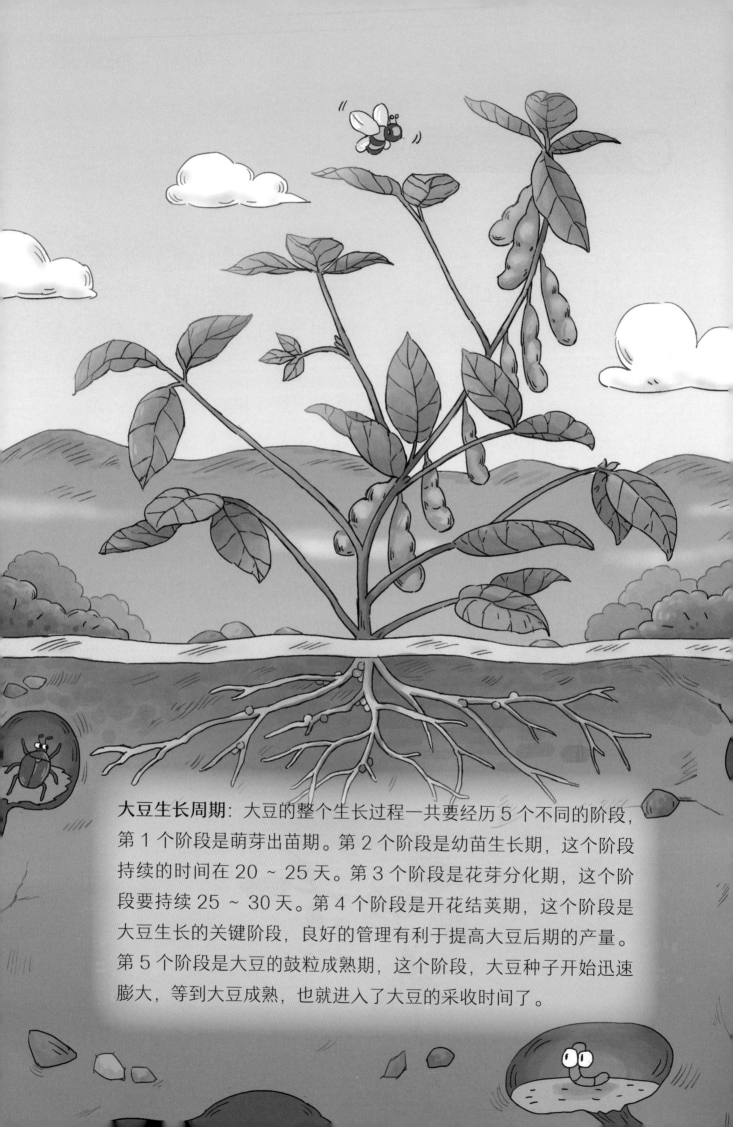

大豆生长周期：大豆的整个生长过程一共要经历 5 个不同的阶段，第 1 个阶段是萌芽出苗期。第 2 个阶段是幼苗生长期，这个阶段持续的时间在 20 ~ 25 天。第 3 个阶段是花芽分化期，这个阶段要持续 25 ~ 30 天。第 4 个阶段是开花结荚期，这个阶段是大豆生长的关键阶段，良好的管理有利于提高大豆后期的产量。第 5 个阶段是大豆的鼓粒成熟期，这个阶段，大豆种子开始迅速膨大，等到大豆成熟，也就进入了大豆的采收时间了。

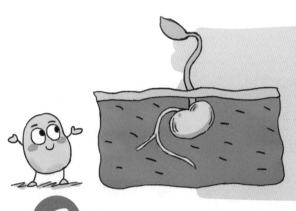

1

萌芽出苗期：大豆种子在合适的土壤中，吸收养分和水分，胚根从胚珠珠孔伸出，开始发芽，随着下胚轴伸长，子叶带着幼芽拱出地面，子叶出土即为出苗。

2

幼苗生长期：子叶出土展开后，会先长出一对真叶，当新长出的叶子进行光合作用时，植株就能自我维持。从这个时候开始，随着第一片复叶慢慢生长出来，相对于地表生长较慢，地下的根部会快速生长，开始出现根瘤，并且固氮一直持续到生殖生长后期。与非结瘤大豆相比，有效的结瘤可提高产量，增加种子蛋白质含量。

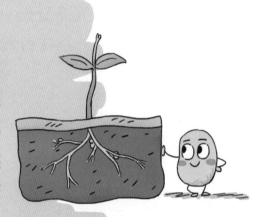

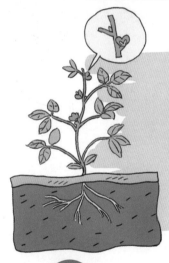

3

花芽分化期：当大豆的幼苗出现 4～5 片复叶时，其主茎下部开始分化花芽。从这时起，大豆的根系开始发育旺盛，茎叶生长加快；随着花芽的相继分化，花朵也将陆续开放。

4

开花结荚期：大豆花蕾膨大逐步变成花朵。从这时开始，大豆进入生殖生长阶段，之后进入盛荚期。再之后会花落，花落后幼荚出现，豆荚逐渐伸长、加宽。这个过程，黄豆开花和结荚是交替进行的，统称开花结荚期。

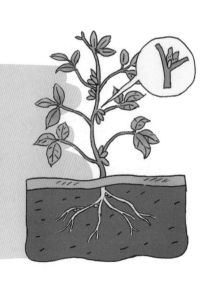

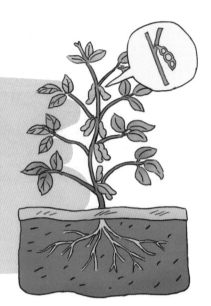

5

鼓粒成熟期： 从大豆荚内豆粒开始膨大算起，一直长到合适体积和重量的时间段称鼓粒期。在荚皮发育的同时，种皮形成，开始积累干物质，叶片变黄脱落，豆粒脱水，当种子变圆，完全变硬，摇动植株时豆荚内有轻微响声，才意味着大豆进入成熟期。

豆豆说豆

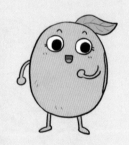

大豆的"时间"

大豆的生育时间一般在120天左右，根据品种不同，有些早熟品种90天左右即可收获，晚熟品种要180天左右才可以收获。另外，根据种植时间的不同，在我国，大豆又可以分为春播大豆、夏播大豆、秋播大豆。春播大豆的种植时间在不同地区也会有所不同，北方地区一般在每年的4—5月进行播种，9月就进入了成熟期；南方地区的播种时间较为靠前，一般在每年的3—4月播种，7月进入成熟季。夏播大豆，北方地区的播种时间在每年的6月中旬左右，收获时间在9月中旬到10月初这段时间；南方地区的夏播大豆的时间，在每年的5—6月，收获时间为9月。秋播大豆的时间在每年的7月底到8月初这段时间，收获时间在11月。

为什么说大豆是"济世之谷"

我国古代重要的农学巨著《农书》中，作者王祯称大豆为"济世之谷"。为什么说大豆是"济世之谷"呢？

先秦时期，在《管子·重令》中就有记载："菽（大豆）粟（小米）不足，末生不禁，民必有饥饿之色。"《孟子·尽心章句上》中更提到："圣人治天下，使有菽粟如水火。菽粟如水火，而民焉有不仁者乎？"可见"粟菽并重"是先秦时期的农业国策，在君主治国和百姓民生问题上，都提到了需要有充足的主粮菽，以此作为国家安全的保障。大豆是普通百姓的主粮，在农业种植和生产中得到重视，甚至在文献记载中，菽常出现在粟之前，可见大豆在先秦时期粮食生产中的重要地位。

这一时期大豆作为主食的加工和食用方法较为简单，基本是水煮豆子做成豆饭、豆粥，如《礼记·檀弓下》中就记载了"孔子曰：'啜菽饮水尽其欢，斯之谓孝。'"，其中"啜菽"即为喝豆粥。

秦汉时期以后，大豆在主粮系统中的地位呈下降的趋势，粟、麦、稻等作物先后发展成最主要的粮食作物，大豆则逐渐退出了人们的主食选择序列，转向副食品加工制作方向发展。至隋唐宋元时期，大

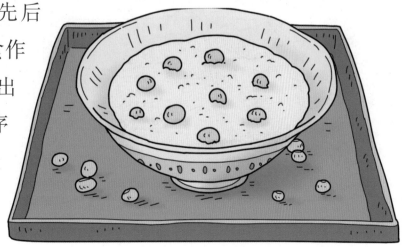

豆各项栽培和加工技术进一步得到完善，豆豉、豆腐、豆酱、豆油、豆浆、腐乳、腐竹等多种豆制品都有了新的发展，并受到社会大众的接受和欢迎，成为中国人生活饮食中必不可少的副食。北魏农学家贾思勰在《齐民要术》中认为大豆除了可与麻、谷混种，还可与桑树间作，可以"润泽益桑"；清代蒲松龄在其所著的《农桑经》中也提到豆、麻间作有利于麻的增产和防治豆虫。大豆和豆制品对民众饮食、农耕有巨大的利好作用，王祯《农书》中称大豆为"济世之谷"。

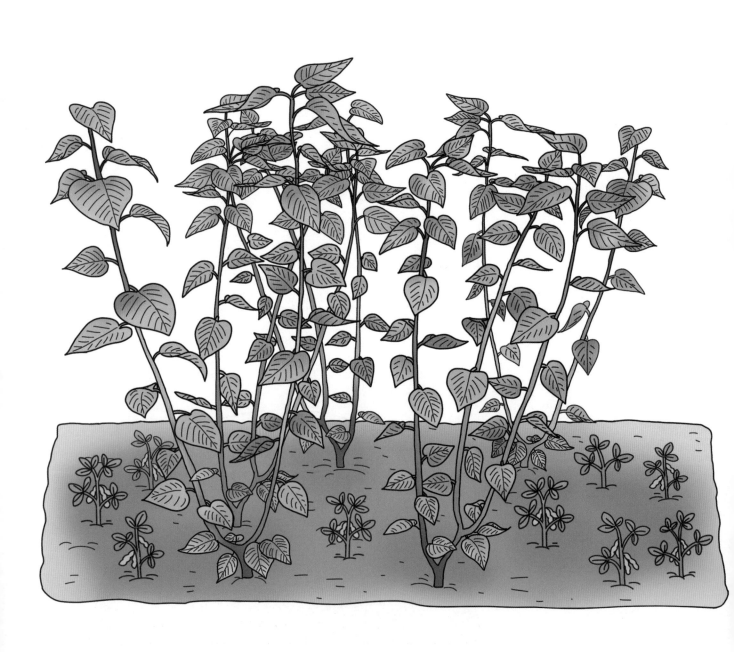

豆豆说豆

豆腐的发明最迟在东汉时期

这一时期大豆作为副食品的加工和食用价值开始被发现并迅速得到了推广普及。其实，对于大豆的加工与食用在战国到秦汉时期就已经出现，《楚辞·招魂》中就有："大苦咸酸，辛甘行些。"王逸注："大苦，豉也。""大苦"指豆豉。而我们最为熟悉的豆腐，传说中，也在西汉时期由淮南王刘安发明出来。位于河南省新密市的打虎亭东汉大墓中有一幅豆腐制作石刻像，是目前发现的最早证明豆腐出现的实物证据，也就是说豆腐的发明最迟在东汉时期。

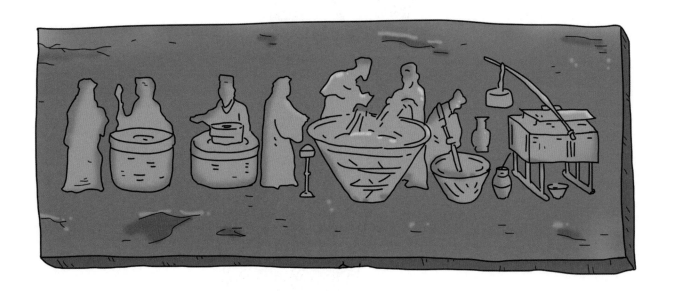

> ## "东方健康膳食模式"中的大豆
>
> 　　大豆富含的大豆蛋白是植物蛋白中最优质的完全蛋白，是中国美食里种类最多、分布最广、吃法最多样的食物和健康饮食的生力军。越来越多的科学研究显示，在日常饮食中增加豆类食品的摄入，有助于均衡饮食结构、有效摄入营养，成为保障我们健康的重要手段。以《中国居民膳食指南科学研究报告（2021年）》为代表，多吃"富含优质蛋白质的豆类及其制品"已经成为许多健康饮食建议强调的重点，《中国居民膳食指南（2022）》更将"常吃鱼虾等水产品、大豆制品和奶类"列为"东方健康膳食模式"的重要内容！

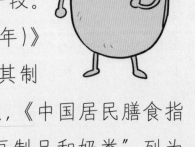

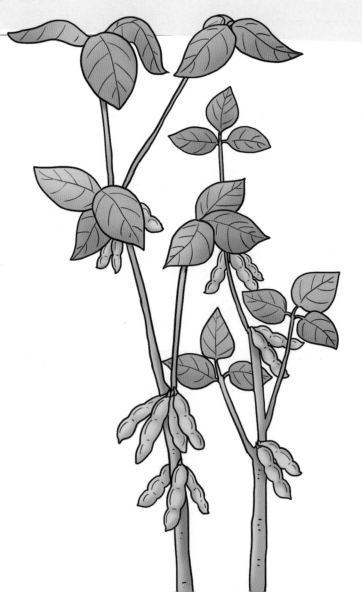

近代中国大豆的发展历程 》》

在1954年以前，我国在大豆种植和产量上一直居世界之首。在大豆出口方面，1860年以前，清朝政府实行"豆禁"政策，严格限制大豆及其制品的出口，主要是自产自销和国内从东北地区向华南地区流通，不存在规模出口。《筹办夷务始末》记载，清政府被迫签订《天津条约》《北京条约》后，至1862年3月时，正式对外"许开豆禁"，允许外国商船到中国的港口从事大豆（也包括一切粮食）的转口贸易。从这一年起，受出口和内贸对大豆需求量逐年增加的影响，以东北地区大豆种植面积的增加为代表，中国大豆贸易进入了近代以来的第一个增量期。

1908年以前，中国大豆的出口国主要是日本，出口品类主要是大豆和豆饼。仅1872—1894年，从营口港出口的货品中，"豆类三品"（大豆、豆饼和豆油）就占到了港口输出总额的

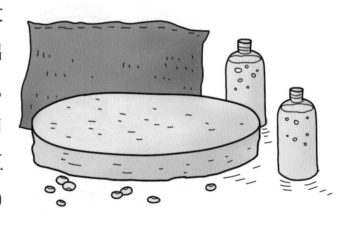

70% ~ 80%，颠覆了中国一直以茶叶和丝绸为主的贸易商品结构，坐上了中国出口商品的头把交椅。这一时期，中国大豆的产量占了全世界产量的87%左右。

1908年2月，英国籍轮船格列聂斯克号载着上百吨大豆由符拉迪沃斯托克驶入伦敦，英国的油厂全面使用大豆来压榨生产；1910年，英国从中国和美国进口了8 000吨豆油，1913年猛

增至11万吨，主要用于生产人造黄油。因为当时欧洲正处于榨油用亚麻籽短缺的时期，中国大豆对欧洲各国的出口量迅速攀升，1909—1913年平均每年达67.7万吨，1922年增加到89.5万吨，1923年突破120万吨，1927年高达160万吨。

1930—1934年，中国作为世界最大的大豆种植国家，全国的大豆年平均产量为1 000万吨左右，约占世界大豆总产量的88%。而受欧洲、日本等对中国大豆需求的攀升带动，到1936年时，中国的大豆总产量已达到1 130万吨，并常年出口大豆100万吨左右，占到了世界大豆出口量的90%以上。这一时期，受豆饼及豆油出口贸易增长的带动，大连市的榨油业也迅速发展壮大起来，成为大连市第一大工业，出口豆油数量一度占到中国豆油出口量的98%，也因此博得了"中国油坊之都"的称号。

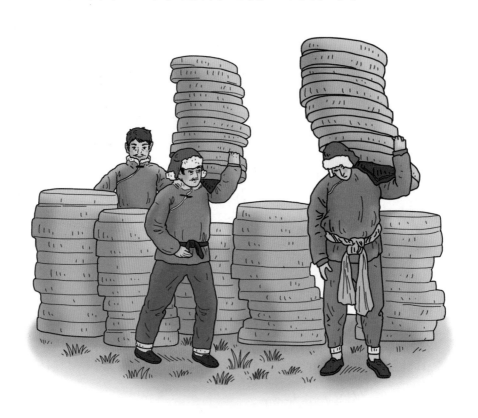

1937年以后，抗日战争全面爆发，受战乱波及、日伪政权对大豆等重要农作物实行生产和销售统制政策、欧洲经济大萧条以

及美国的大豆种植面积和产量迅速增长等因素影响，我国的大豆（主要是东北大豆）出口开始大幅下降，到1949年时，我国大豆的总产量已从1936年的1 130万吨下降到了509万吨，同期，我国大豆的出口数量也从1937年的100多万吨下降到了100万吨以下。

1914—1947年中国大豆生产情况

年份	种植面积				产量				平均产量/（斤/亩）
	数量/千亩	指数	其中东北/千亩	占比/%	数量/千担	指数	其中东北/千担	占比/%	
1914—1918	74 922	100	31 021	41.4	86 431	100	31 591	36.6	115
1924—1929	162 224	217	50 461	31.1	275 259	318	102 045	37.1	170
1931—1937	132 715	177	55 485	41.8	204 041	236	83 914	41.1	154
1938—1947	116 505	156	60 195	51.7	166 450	193	80 470	48.3	143

注：①斤、亩均为非法定计量单位，1斤＝500克，1亩≈0.0667公顷。
②资料来源：许道夫，《中国近代农业生产及贸易统计资料》，上海人民出版社，1983年，第181—182页。

豆豆说豆

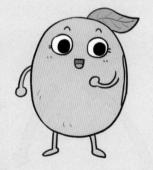

大豆曾被广泛应用于军事

大豆除了营养丰富，可作为粮食食用，还曾被广泛应用于军事。比如：第一次世界大战、第二次世界大战时期，俄国军队在远东地区用大豆为战士补充蛋白质；法国人用豆浆替代牛奶；美国用豆油制造火药（豆油为制造火药的甘油原料）；日本用大豆制取大豆乙醇，乃至以大豆为原料研发出了炸药、军用涂料、人造纤维、黏合剂等化工产品，全面支撑了日本在中国和东南亚的侵略扩张。

1950—1958年，我国大豆生产得到迅速恢复和发展。其中，1956年我国大豆总产量达到1 024万吨，1957年种植面积扩大到1.912 2亿亩（12 754千公顷），是新中国成立以来面积最大的一年。这期间，平均每年出口大豆109万吨，与1948年相比，下降了约1/5。

1958—1978年，受粮食供应紧张等因素影响，大豆种植面积被迫压缩，致使大豆种植面积和产量逐年下降，到1978年时，我国大豆的种植总面积已下降到1.071 6亿亩（7 148千公顷），当年总产量为757万吨，城市居民出现"吃豆难"，国家不得不进口大豆以满足人民生活的需要。这期间，我国的大豆年出口量也逐渐减少，1978年时出口仅有11万吨。

1978年以后，由于家庭联产承包责任制实行及国家大幅提高大豆价格，我国大豆种植面积有所扩大，产量大幅提高，至1990年时，全国大豆年产量已增长至1 100万吨。这时，我国仍然是大豆净出口国，并且在20世纪80年代末和90年代初期，大豆出口再次超过100万吨，基本达到了1958年之前的年出口量。

1991—2000年，我国大豆产量进入了"两年高两年低"的波动型增长时期。也从这一时期开始，以1996年我国大豆进口量超过出口量为标志，我国从大豆净出口国变成大豆净进口国。也正是从这一年，我国大豆市场形成了国产食品大豆主要供应国内饮食需求，而养殖饲料需求则主要依赖进口转基因大豆的格局。

2002年，我国在东北三省启动了第一次大豆振兴计

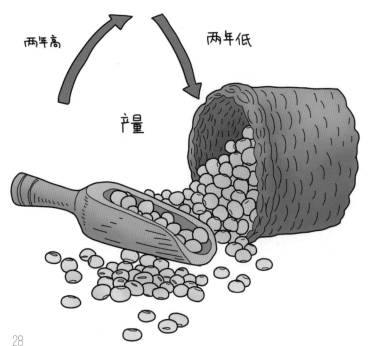

划，这一计划以大豆良种补贴为代表性政策，将扩大油用大豆生产作为重点。随着大豆振兴计划的推行，我国大豆播种面积和产量迅速提升，到2005年，大豆播种面积达到1.44亿亩（9 605千公顷）。但由于更低成本的进口大豆进入国内，再加上收益、抗风险能力更高的玉米逐年扩产，大豆种植面积开始下降。到2015年，跌破了1亿亩（6 670千公顷），约为9 800万亩（6 537千公顷）。

2019年，我国启动力度更强的第二轮大豆振兴计划，并由农业农村部制定发布了《大豆振兴计划实施方案》。在种植补贴、收储调控、加强技术指导服务、压紧压实地方责任等方面出台了一揽子政策措施推动下，我国大豆种植总面积从2019年以前10年（2009—2018年）的平均1.17亿亩/年（7 804千公顷/年），上升到了2022年的1.54亿亩（10 272千公顷），全国大豆总产量也从2019年的1 810万吨，攀升到了2022年的2 028.5万吨，创下了历史新高。

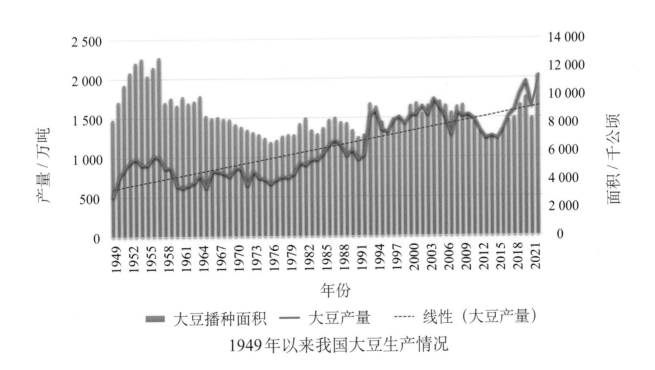

1949年以来我国大豆生产情况

（资料来源：国家统计局；制图：中国食品工业协会豆制品专业委员会）

2022年，《中共中央、国务院关于做好2022年全面推进乡村振兴重点工作的意见》提出要大力实施大豆和油料产能提升工程。加大耕地轮作补贴和产油大县奖励力度，集中支持适宜区域、重点品种、经营服务主体，在黄淮海、西北、西南地区推广玉米大豆带状复合种植，在东北地区开展粮豆轮作，在黑龙江省部分地下水超采区、寒地井灌稻区推进水改旱、稻改豆试点，在长江流域开发冬闲田扩种油菜。开展盐碱地种植大豆示范。

2023年4月，农业农村部市场预警专家委员会发布的《中国农业展望报告（2023—2032)》预测，随着我国农业关键核心技术不断取得突破，种业振兴行动得到深入实施，先进适用农机装备短板不断补齐等的助力，预计到2032年，大豆种植面积将达到2.01亿亩，产量超过3 675万吨，大豆消费（含食用消费、压榨消费、种用消费、其他消费及损耗）达1.2亿吨，大豆自给率将达到30.7%，我国大豆的种植面积、产量和自给率均将实现稳步增长。

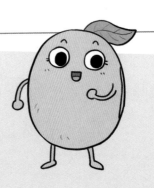

豆豆说豆

大豆与蛋白供给安全

大豆，是最基本的粮食安全要素，维护"中国大豆"，就是维护中国的粮食与营养安全、食品安全、耕地安全、环保安全和品牌安全。大豆的用途主要有两个方面，一是用于食品加工，做成豆制品，保障的是我国居民日常饮食中植物蛋白的安全。二是用于压榨，其中豆油用来食用，豆粕做成饲料，再通过养殖转变为禽、畜肉，保障的是我国居民日常饮食中动物蛋白的安全。这两种用途的大豆，在原料来源、市场价格和市场需求等方面都有明显区别。目前，国产大豆主要用于食用，做豆浆、豆腐、大豆蛋白粉等豆制品，年消费量在1 500万吨左右，国内产量能够满足这方面的需求；进口大豆主要用于榨油和饲用，榨油以后的豆粕作为饲料生产原料，几乎

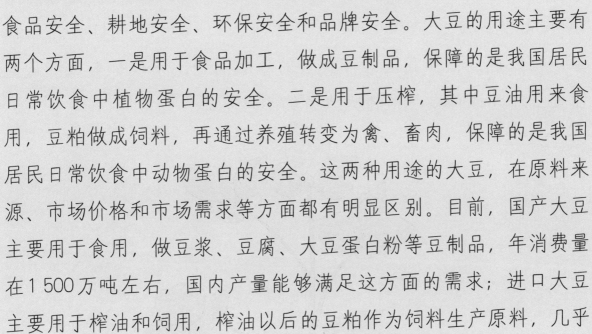
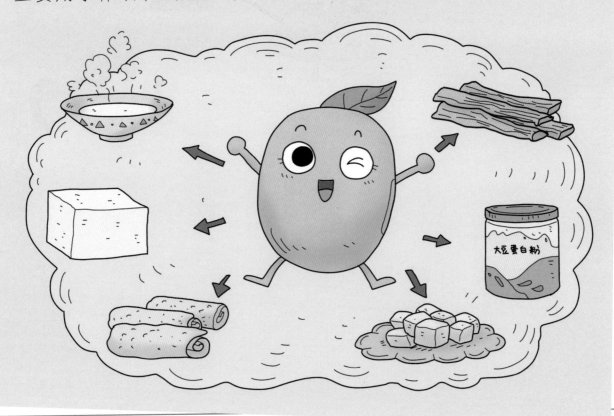

菽香悠远话 大豆

完全依赖进口，大豆压榨的供应风险高。扩种增产大豆、增加国产大豆产量、提高大豆自给率主要是为了降低进口大豆风险，保障我国居民的蛋白供给安全。

算一笔账，按照当前我国食品大豆年消费量1530万吨测算，理论上消费者每增加1克大豆及其制品消费，将减少3克肉类的消费，所以经过初步测算，我国食品大豆消费量每增加1000万吨，就会减少6000万吨玉米、3000万吨进口大豆压榨量。可以说，增加我国国产大豆的食品消费，不仅可有效降低我国大豆对外依存度，还将大大节约土地资源。

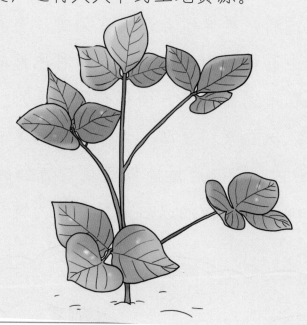

"

你知道大豆有多少种吗？

中国是栽培大豆起源国，种植大豆历史悠久，经过至少8 000年持续不断的驯化和改良，我国积累了丰富多样的大豆种质资源。1956年、1979年和1990年，我国先后组织了3次全国范围的大豆种质资源收集，共收集和保存栽培大豆种质资源23 587份，2015年又进行了补充征集。截至2021年5月，国家农作物种质资源库中保存的大豆种质资源已有4.3万余份，我国栽培大豆种质资源无论是数量还是多样性都是世界上最丰富的！

具体到大豆品种的分类，目前主要的分类方式有以下5种：

按株形分：蔓生型、丛生型、立扇型、地桩型大豆；

按结荚习性分：有限结荚习性、无限结荚习性和亚有限结荚习性大豆；

按种皮颜色分：黄、青、黑、褐色大豆等；

按播种季节分：春播、夏播、秋播、冬播大豆；

按大豆用途分：食用、油用、饲用、绿肥用大豆等。

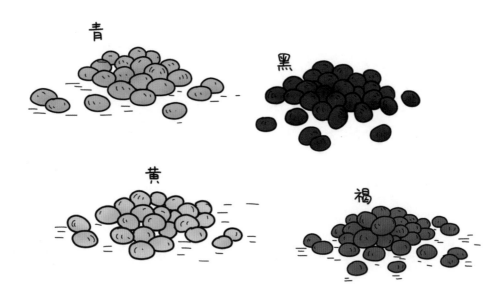

关于大豆品种，在流通领域，国际大豆市场有一种通用做法，那就是根据大豆的最终用途，将大豆分为食品用大豆（soybean for food）和榨油用大豆（soybean for oil）。食品用大豆为蛋白质含量较高的非转基因大豆，主要用于豆制品等食品加工；榨油用大豆为含油量较高、适合榨油的转基因大豆，主要用于植物油压榨和豆粕饲料生产。在国际上，根据市场需求形成了这种天然分类，这两种用途的大豆施行的是两套价格机制和管理体系。在我国，将食品用大豆和榨油用大豆进行分类管理，也利于找准国产大豆的市场定位，有助于提升国产大豆的品质，增强市场竞争力。通过进一步厘清食品用大豆和榨油用大豆的定位，有利于提升国产大豆的内在价值和竞争力，助力国产大豆续写辉煌！

豆豆说豆

"

你知道哪里种的大豆蛋白含量高吗？

由于低温环境利于大豆油分中的亚麻酸、亚油酸形成，不利于油酸形成，所以，在中国，纬度每增加1度，大豆油分的碘值（表示有机化合物中不饱和程度的一种指标）便增高1.7左右。同理，一般来讲，随着种植区地理纬度的升高，大豆含油量逐渐增加，而蛋白质含量逐渐减少。比如：

东北大豆主产区：油脂含量19%～22%，蛋白质含量37%～41%；黄淮平原大豆产区：油脂含量17%～18%，蛋白质含量40%～42%；长江流域大豆产区：油脂含量16%～17%，蛋白质含量44%～45%。

当然，在每个产区也有局部地区不符合上述规律的现象。

"

我国的大豆种植区 》》

按照大豆生产的气候自然条件，耕作栽培制度，品种生态类型，发展的历史、分布和范围的异同，我国大豆产区可划分为5个栽培区，即北方春大豆区、黄淮流域夏大豆区、长江流域夏大豆区、长江以南秋大豆区、南方大豆两熟区。而通过对全国区域内自然条件差别划分，全国又分为9个种植区，即：

东北春大豆区：包括黑龙江、吉林、辽宁、内蒙古东部5盟（市），通常4月下旬至5月中旬播种，9月中下旬收获，是我国最主要的大豆产区，产量高、品质好，在国际上享有很高的声誉。

黄土高原春大豆区：包括河北、山西、陕西3省北部以及内蒙古、宁夏、甘肃、青海4个省份，通常4月下旬至5月中旬播种，9月收获，大豆品种类型为耐土地瘠薄和干旱的中粒和小粒的椭圆形黄豆。

西北春大豆区：包括新疆和甘肃2个省份的部分地区，通常4—5月播种，8—9月收获，

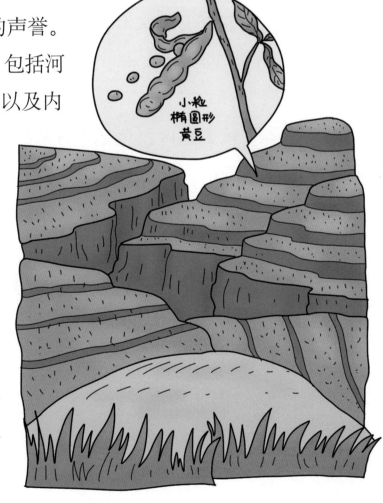

小粒椭圆形黄豆

一般从相当纬度的东北地区引种。由于日照充足又有人工灌溉条件，单位面积产量较高，百粒重也高。

冀晋中部春夏大豆区：包括河北省长城以南，石家庄市、天津市一线以北，以及山西省中部和东南部，通常6月中下旬播种，9月中下旬收获，又称冀晋中部春夏大豆亚区。

黄淮海流域夏大豆区：包括石家庄市、天津市一线以南，山东省、河南省大部、江苏省洪泽湖和安徽省淮河以北，山西省西南部，陕西省关中地区，甘肃省天水地区。6月中下旬播种，9月中下旬至10月初收获，是我国重要的优质大豆主产区之一。

长江流域春夏大豆区：包括江苏、安徽两省的长江沿岸部分，湖北全省，河南省、陕西省南部，浙江省、江苏省、湖南省的北部，四川盆地及东部丘陵。春作：4月上旬播种，7月中下旬收获；夏作：5月下旬至6月上旬播种，9月下旬至10月上旬收获。

云贵高原春夏大豆区：包括云南、贵州两省绝大部分，湖南和广西的西部，四川西南部。春作：4月上中旬播种，8月下旬至9上旬收获；夏作：5月上旬播种，8月中旬至9月上旬收获。

东南春夏秋大豆区：包括浙江省南部，福建和江西两省，台湾省，湖南、广东、广西的大部。春作：4月上旬播种，7月上中旬收获；夏作：5月下旬至6月上旬播种，9月下旬至10月中旬收获；秋作：7月下旬至8月上旬播种，11月上旬收获。

华南四季大豆区：包括广东、广西、海南等省份。春作：2月下旬播种，6月上中旬收获；夏作：5月下旬至6月上旬播种，8月中下旬收获；秋作：7月上旬播种，9月下旬收获；冬作：12月下旬至次年1月上旬播种，次年4月下旬收获。

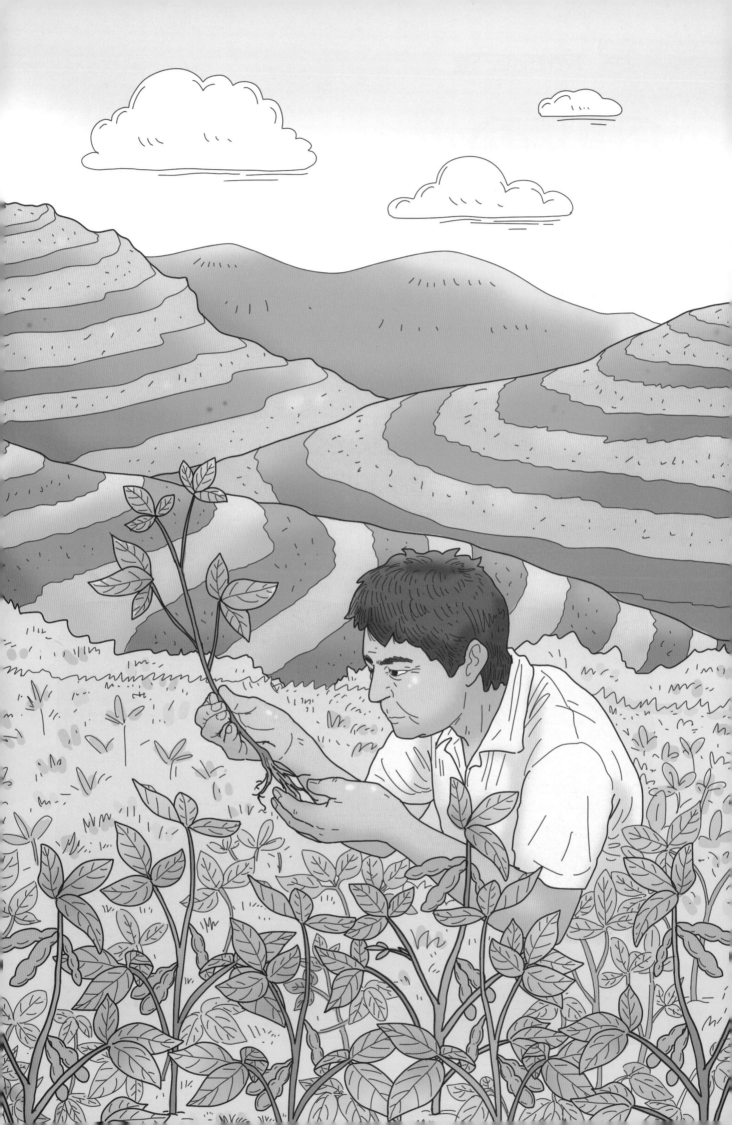

豆豆说豆

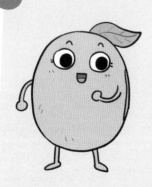

国产大豆接近一半产自黑龙江省

中国大豆种植面积最大的省份是黑龙江，长期居于全国大豆播种和产量冠军的位置，比如2022年，全国大豆播种面积1.54亿亩，总产量405.7亿斤，而黑龙江一省的大豆播种面积就有7 397.5万亩，大豆总产量为190.7亿斤，分别占全国总面积和总产量48%和47%，也就是说，我们每年吃的国产大豆有接近一半来自黑龙江省！每两颗大豆中就有一颗是"龙江豆"！

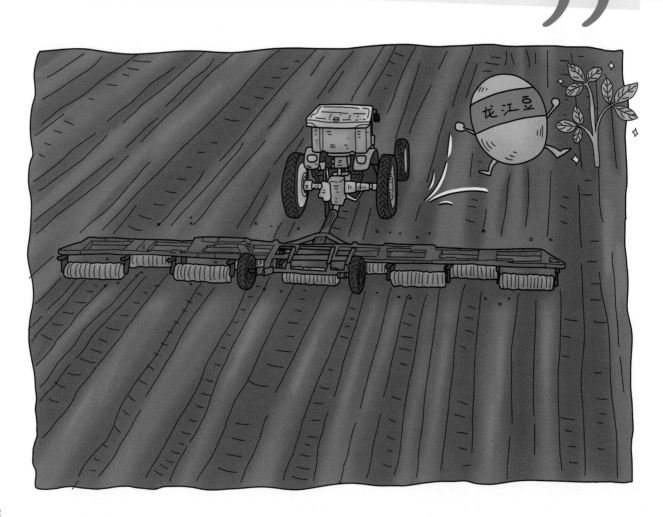

以黑龙江省黑河市（2022年全黑河市春大豆播种总面积1 569.3万亩，约占全国大豆种植总面积的七分之一左右，是年度全国大豆种植面积最大的地级市）、内蒙古自治区呼伦贝尔市莫力达瓦达斡尔族自治旗（2022年莫力达瓦达斡尔族自治旗大豆播种面积525万亩，是年度全国大豆种植面积最大的县级行政区）为代表，包括五大连池市、嫩江市、北安市、逊克县、克山县、讷河市、拜泉县、克东县、富锦市、同江市、桦南县、抚远市、海伦市、穆棱市、宝清县、巴彦县、敦化市、九三公司等在内，以黑龙江全省和内蒙古东部、吉林西部、辽宁北部为重点的大部分县（市）都属于大豆种植重点县（市）。这一区域的发展形成了以"海伦大豆""嫩江大豆""五大连池大豆""北安大豆""九三大豆""穆棱大豆""巴彦大豆"等为代表的国家地理标志大豆品牌和种植区域，是全国最大的大豆种植重点县（市）集群。

东北核心优势区具有三大先天优势，日益彰显出独一无二的优良品质。

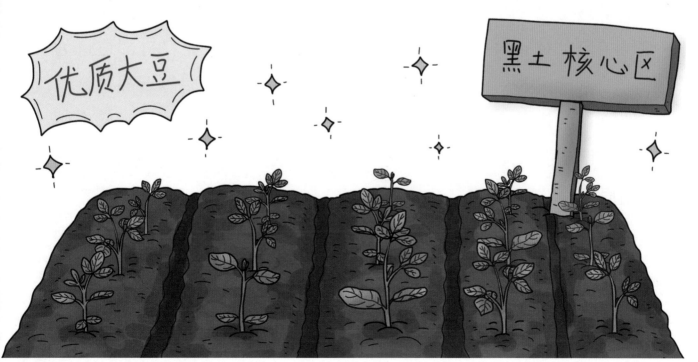

一是寒地黑土。地处世界三大珍稀黑土地之一的松嫩平原寒地黑土核心区，黑土层有机质含量高达3%～5%，富含多种微量元素，具有其他地区大豆无可比拟的生长环境。

二是天然富硒。耕地普遍天然含硒，大豆平均硒含量66微克／千克，富硒率达100%，具有极高的营养价值。

三是生态优良。土壤、空气达到国家环境质量一级标准，生产出来的大豆符合国家AA级绿色食品标准。

大豆要种得好，也要卖得好。目前，海伦市已成为我国最有影响力的大豆集散地，年大豆贸易量100余万吨，销售网络辐射全国，素有"中国大豆看龙江，龙江大豆看海伦"之说。省、部共建的黑龙江大豆贸易中心设在海伦市，与中粮贸易股权合作正在实施中，计划用1～2年时间，将国产大豆现货贸易量做到50万吨以上。

海伦市大豆产业具有三大鲜明特色，日益彰显出勇立潮头的强劲态势。

一是研发能力强。依托中国科学院李艳华团队技术力量，已培育审定"东生"系列大豆品种15个，"东生7号"被评为首届"黑龙江省大豆大品种优质奖"，2022年被农业农村部遴选为粮油生产主导品种。海伦市与黑龙江省农业科学院签署战略合作协议，共建大豆研发中心，在推动现代种业振兴上迈出了坚实一步，构建起"种植一批、扩繁一批、研发一批"的良种循环发展格局。

二是产品质量优。海伦市是黑龙江重要的大豆生产基地，年均种植面积在200万亩以上，大豆种植技术在全国处于领先地位，已实现专品种种植、全程机械化生产，海伦大豆以其高油脂、高蛋白质、非转基因等特色品质，享有"金豆"的美誉，吸引了山东香驰、台湾永和豆浆、益海嘉里、天津食品集团等知名企业在海伦市投资兴业。

三是特色品牌靓。海伦大豆已通过国家地理标志保护产品认证，获评"最受消费者喜爱的中国农产品区域公用品牌"，海伦市先后荣获"中国优质大豆之乡""中国富硒大豆产业基地""全国大豆全产业链典型县"等荣誉称号。

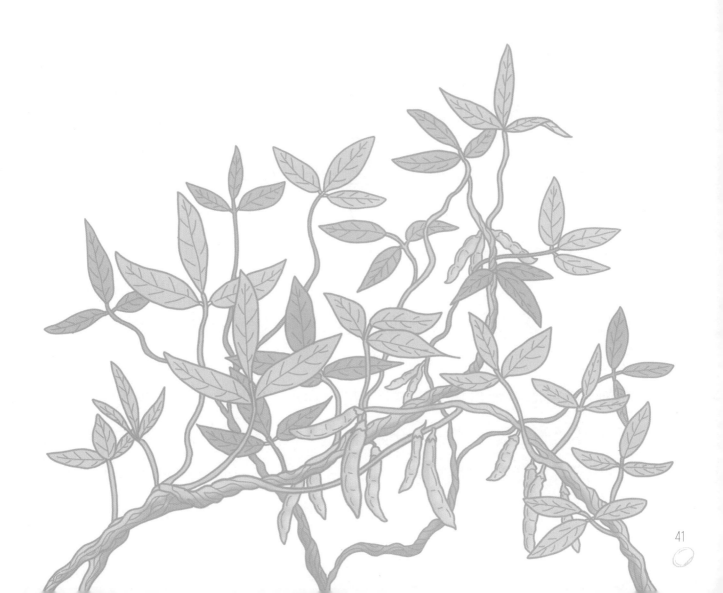

菽香悠远话大豆

行走在丝绸之路上的种子

中国是世界农业发祥地和起源中心之一，大豆生产作为"中国农业四大发明"之一，让大豆和大豆饮食成为中国农业文明向域外国家输出的重要载体之一，陆上与海上丝绸之路是中国大豆走向世界的主要渠道。千百年来，大豆——这颗行走在丝绸之路上的种子，作为中外农业交流历史上浓墨重彩的一笔，不但将中国的农业文明传播四方，同时也不断为世界农业文明提供丰厚滋养，共同交织构建了世界农业文明的全球化。

中国大豆是怎样沿着陆上丝绸之路和海上丝绸之路走向世界的呢？

大豆在亚洲其他国家和地区的传播

古代中国同朝鲜半岛的交往开始得很早，战国时期，燕、齐两国和朝鲜的交流十分密切，大豆很有可能于公元前200年左右传入朝鲜地区。日本引进大豆基本上通过两条渠道：一是从朝鲜间接传入，二是从华东地区直接引进。公元前1 000年以前，中国和日本就已经存在两条交通路线：一条是经由中国东北地区进入朝鲜半岛，渡过海峡到达日本九州岛；另一条是由我国浙江省南部渡海抵达日本九州岛西部。大约在两汉时期，中国的大豆同水稻和植桑养蚕技术等一起开始输入日本。日本文学作品《古事记》（成书于712年）和最早的正史《日本书纪》（成书于720年）中都出现了关于大豆的明确记载，这表明当时的日本已经较为普遍地种植大豆了。

在7世纪前后，与中国毗邻的中南半岛各个国家和地区直接从我国华南和西南地区引进大豆。17世纪，大豆开始传入菲律宾、印度尼西亚等地。1746年，马来西亚已经开始大豆种植。1876年，中亚和外高加索地区开始出现大豆栽培活动。由于气候、土壤以及作物布局等因素的限制，朝鲜、韩国、印度尼西亚和日本等地尽管有大豆种植，但是未能发展成为大豆生产的重要基地。

大豆在欧洲的传播

德国植物学家恩格柏特·坎普法（Engelbert Kaempfer）曾经在日本游历（1690—1692年），他于1712年出版《异域采风记》（*Amoenitatum Exoticarum*）一书，详细记述了日本人利用大豆制作的各种食品，并将关于大豆的一些知识介绍到欧洲。1739年，法国传教士将中国大豆引至巴黎试种。大豆最初种植在巴黎加登植物园内，仅仅作为观赏植物。然而，由于无法正常成熟，这种

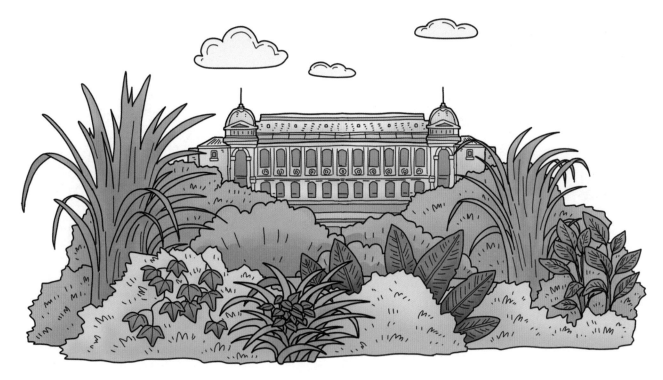

大豆没有实际生产价值。1751年，欧洲药理学家对日本的大豆及其在医药学上的用途已经颇为熟悉。经过100年左右，威马安德里厄种子公司（Vilmorin Andrieux）从奥地利引进了经过试种并推广的大豆品种后，大豆才在法国较广泛地种植。

而英国最早开始大豆的种植要到18世纪末期，根据英国植物学家威廉·汤森·艾顿（William Townsend Aiton）的记载，1790年沃尔特·尤尔（Walter Ewer）从东南亚地区的岛屿将大豆引种到英国并在皇家植物园邱园里种植，根据记载，这个品种的豆子大概在7—8月开花成熟。之后由于大豆品种有限、大豆对自然环境适应性不强、人们饮食习惯差异等多因素影响，大豆在英国的种植范围较小，大豆经过加工后较多被用于制作食用的调味品和添加配料。此外，18世纪中期的意大利和18世纪末期的德国等欧洲国家也开始出现关于大豆种植的记载，但总体上这一时期大豆在欧洲还处于早期的试种阶段。

1873年，奥地利维也纳举办万国博览会，共有19个大豆品种参加展出，其中，中国13个，日本4个，外高加索地区和突尼

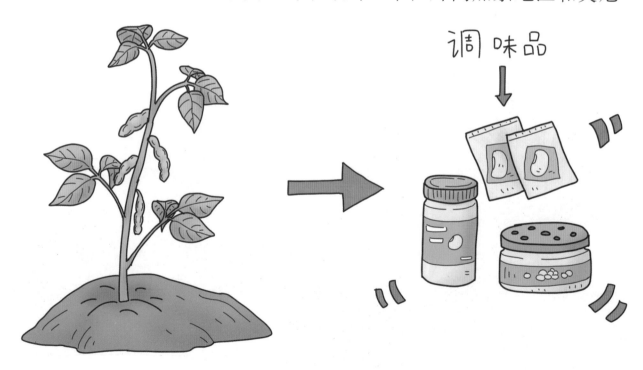

调味品

斯各1个。大豆由此得到世界范围内的广泛关注，并逐渐传播到全球各地。奥地利维也纳皇家农业学院教授弗里德里希·哈伯兰特（Friedrich J. Haberlandt）正是在这次参会期间对大豆产生了巨大兴趣，将得到的大豆品种精心安排试种。1875年，他首先在维也纳附近培养这些种子，发现中国的4个品种成熟完好。1876年，哈伯兰特将这些品种分发至匈牙利、捷克斯洛伐克等地。1877年，他又在德国、俄国、波兰、瑞士和荷兰等国开展大豆合作试验。1878年之后，以大豆推广种植在乌克兰南部、俄罗斯中部和北部等地为标志，欧洲成为继亚洲之后着力发展大豆生产的另一地区。然而，由于气候、土壤等自然条件的制约，加之难以找到适宜当地风土的品种，这一时期，欧洲的大豆种植仍停留在试验驯化阶段。大豆生产出现一定规模的发展，是在第二次世界大战之后的事。

大豆在美洲及其他地区的传播和发展

美国种植大豆最早为1765年，系由东印度公司的海员沙缪尔·布朗（Samuel Bowen）将中国大豆带到佐治亚州。第2个把大豆引入美国的人是时任美国驻法大使的本杰明·富兰克林（Benjamin Franklin），1770年，他将一些大豆由法国送寄费城，并随信向朋友介绍了大豆和豆腐。1804年以后，美国文献中论及大豆的次数逐年增多。1882年，美国北卡罗来纳州农业试验场开始试种大豆，其他州也相继引种试种。19世纪末，大豆主要作为牧草栽培，产量一直很少。到1940年后，才有一半用于收获豆粒，另一半为青贮饲料。第二次世界大战后，美国大豆生产迅速发展，到20世纪50年代（具体时间为1954年），美国大豆种植面积超过1亿亩，总产量高达92.8亿千克，占全球总产量的46.9%，更在产量上超越中国，因而美国成为世界大豆产量最多的国家。

豆豆说豆

富兰克林与中国豆腐

美国开国元勋之一本杰明·富兰克林 (Benjamin Franklin) 是首位记录豆腐的美国人。在担任美国驻法大使期间，富兰克林在华裔传教士多明戈·费尔南德斯·纳瓦雷特 (Domingo Fernandez Navarrete) 的书中读到了豆腐。多明戈·费尔南德斯·纳瓦雷特说这是一种用大豆制成的"中国奶酪"，富兰克林便产生了浓厚的兴趣。到1770年，

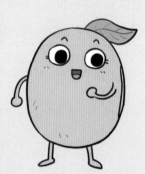

他在给美国费城的朋友写信时，不但在信中直接向朋友介绍了大豆和豆腐，指出中国人用这种"奶酪"做"奶制品"，还随信寄了一些大豆。后来，对豆腐很着迷的富兰克林曾在美国多次推广大豆和豆腐，但效果一直不是很好。直到19世纪，随着中国和日本移民的到来，大豆和豆腐才开始在美国本土出现小规模生产。

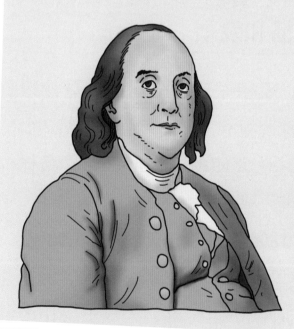

继美国之后，19世纪中后期，大豆陆续传入美洲其他国家和地区。阿根廷从1862年开始种植大豆，直到1970年时面积和产量都微乎其微。然而，在1971—2000年的30年里，阿根廷的大豆栽培面积增长395倍，产量增长976倍，并且自2000年起，阿根廷的大豆栽培面积和产量均跃居世界第3位。巴西在1882年出现大豆栽培，但是真正发展大豆生产起步较晚，20世纪60年代开始异军突起。1974年，巴西大豆总产量达到78.76亿千克，占世界总产量的13.8%，开始超过中国，名列世界第2位。在大豆主产国中，巴西的大豆单位面积产量名列前茅。加拿大从1916年开始种植大豆。

总之，大豆的重要营养价值、美洲地区适宜的生长环境、巨大的经济效益、产业化程度的提高以及科学技术的进步等因素，共同促成了大豆生产在美洲的迅猛发展，使之成为世界上极为重要的大豆生产基地。此外，1857年，大豆传播至非洲的埃及，但是非洲大规模引进大豆的时间较晚，20世纪才开始种植。1879年，大豆被欧洲殖民者引入澳大利亚等大洋洲地区。

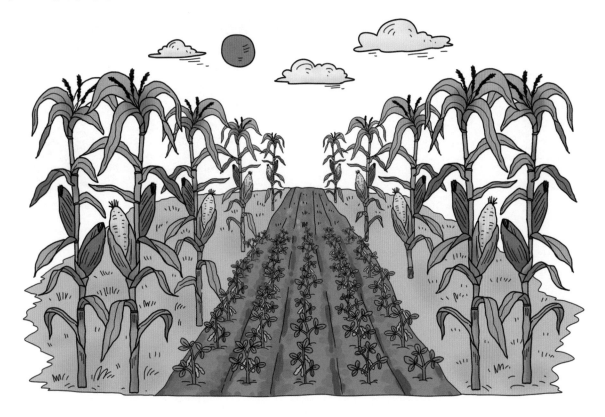

豆豆说豆

中国大豆的"世界贡献"

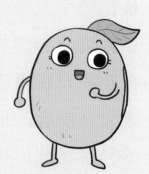

　　从深耕华夏到遍植全球，作为中国对世界影响最大的粮食作物之一，中国大豆的世界传播，对各国的农业、饮食、经济、文化等产生了深远的影响。比如大豆营养价值很高，蛋白质和脂肪是大豆籽粒的主要营养物质，因而大豆被多国列为《国民膳食指南》中的必选项。再比如大豆可以加工成豆腐、豆浆等丰富多样的豆制品，并且可以入乡随俗，与当地饮食习惯结合形成如日本纳豆、东南亚天贝、欧洲豆腐、美国超肉等各具风味的特色豆制品。再比如，大豆可以成为养殖业的重要饲料来源，可以经过提取加工成药品、油料、布料等，可以有效促进农业、医疗等社会经济领域的持续发展。此外，由于世界各国的大豆均直接或间接引自中国，许多国家的语言中至今仍保留着大豆古语"菽"的发音，如英文（Soy）、法文（Soya）和德文（Soja）等，这些语言中与大豆古语"菽"相近发音的词汇出现和得到普及，也间接证明了中国大豆对世界农业和各国语言的影响！

全球大豆供需格局 》

根据联合国粮食及农业组织统计数据库（FAOSTAT）及相关国家统计部门的统计数据，全球主要大豆贸易流向，大体是从北美洲、南美洲流向亚洲和欧洲。目前，全球大豆种植区域主要集中在南美洲、北美洲和亚洲，其中，巴西、美国、阿根廷是大豆产量最高的3个国家，2022—2023年度，上述3个国家的大豆产量合计占到了全球总产量的82.42%。全球大豆消费又主要集中在欧洲、亚洲，其中，中国是最大消费国，2022—2023年度，仅中国就消费大豆1.16亿吨，占到了全球大豆消费量的30.60%。

此外，从种植面积和产量方面看，截至2022年，全球排名前10位的大豆种植国分别是——巴西、美国、阿根廷、中国、印度、巴拉圭、加拿大、俄罗斯、乌克兰、玻利维亚。

1. 巴西

巴西2022年的产量为15 573.65万吨。从地区来看，是当前世界上最大的大豆生产国。巴西大豆产量前5位的州分别是马托格罗索州、戈亚斯州、南马托格罗索州、帕拉纳州和南里奥格兰德州。

2. 美国

美国当前是第二大大豆生产国，2022年的产量为11 915.5万吨。从区域上看，美国大豆产量前10位的州分别是伊利诺伊州、艾奥瓦州、明尼苏达州、印第安纳州、内布拉斯加州、密苏里州、俄亥俄州、南达科他州、北达科他州和堪萨斯州。

3.阿根廷

阿根廷是世界第三大大豆生产国，2022年该国的产量为2 125万吨。从地区来看，阿根廷约89%的大豆生产集中在圣达菲、科尔多瓦、布宜诺斯艾利斯和恩特雷里奥斯等省。

4.中国

中国是世界第四大大豆生产国，2022年大豆产量为2 028.5万吨（不含港、澳、台地区）。从地区来看，黑龙江、内蒙古、吉林、安徽和湖北等省份是中国大豆产量前5位的省份。

5.印度

印度是世界第五大大豆生产国，2022年大豆产量为1 241.1万吨。从地区来看，印度大豆产量前5位的地区分别是中央邦、马哈拉施特拉邦、拉贾斯坦邦、卡纳塔克邦和特伦加纳邦。

6.巴拉圭

巴拉圭是世界第六大大豆生产国，2022年大豆产量为1 000万吨。上巴拉那、伊塔普阿、坎内德尤、卡瓜苏和圣佩德罗是巴拉圭大豆种植面积前5位的地区。

7.加拿大

加拿大是世界第七大大豆生产国，2022年大豆产量达到650万吨。在这个国家，有一些地区种植大豆，这些地区是魁北克省、马尼托巴省、海事省、萨斯喀彻温省东南部和阿尔伯塔省南部。

8.俄罗斯

俄罗斯是世界第八大大豆生产国，2022年大豆产量为550万吨。按地区分，俄罗斯大豆主要产区是阿穆尔地区、别尔哥罗德地区、克拉斯诺达尔地区和库尔斯克地区。

9.乌克兰

乌克兰是欧洲重要的大豆生产国之一，2022年大豆产量为

370万吨。大豆的主要产区位于乌克兰中部：赫梅利尼茨基、波尔塔瓦、基辅、文尼茨亚和基罗沃格勒。

10. 玻利维亚

玻利维亚是世界第十大大豆生产国，2022年大豆产量为310万吨。玻利维亚大豆主要产自圣克鲁斯地区。

豆豆说豆

全球大豆的种收时间

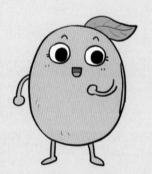

大豆是喜温作物，在北半球种植周期主要在4—11月，在南半球种植周期主要在10月至次年5月。从大豆的播种及收获时间上看：巴西大豆在10—12月播种，次年的3—5月收获。美国大豆在5—6月播种，9—10月收获。阿根廷大豆分为第1季大豆和第2季大豆，第1季大豆在11月下旬至12月播种，次年3月下旬至5月上旬收获；第2季大豆在12月下旬至次年1月上旬播种，次年4月下旬至6月上旬收获。中国大豆在4月下旬至5月播种，9—10月上旬收获。印度大豆在6—7月播种，9—10月收获。巴拉圭大豆在10—12月播种，次年的3—6月收获。加拿大大豆在5—6月播种，10—11月收获。俄罗斯大豆在4—5月播种，9—11月收获。玻利维亚大豆在11—12月播种，次年4月下旬至5月上旬收获。

大豆育种技术

在现代种业发展起来之前，我国先民很早就采用留优汰劣的方法改良大豆品种，我国是最早采用现代遗传学方法培育大豆品种的国家。随着大豆和豆制品在世界范围的传播，世界各国豆农种植大豆的种子基本是自留自用。

我国是大豆起源国，大豆种植历史已经超过8 000年。在20世纪60年代之前，我国大豆种植面积、年总产量都居世界首位，目前年总产量居世界第4位，种植面积居第5位。我国先民很早就采用留优汰劣的方法改良大豆品种，也是最早采用现代遗传学方法培育大豆品种的国家之一。继中国之后，日本是世界上第2个进行大豆品种改良的国家。在20世纪20—30年代就培育出了"十胜长叶"等优良品种。第3个国家是美国，20世纪40年代中期以后，美国大豆育种以品种间杂交为主，到50年代后期，美国已育成了"Clark""Lee"等多个品种，使美国大豆生产得到迅速发展。但直到20世纪80年代前后，全球大豆种业仍然以公立机构的品种推广、农民自留为主。

我国继1923年育成"黄宝珠"大豆之后，1924年，金陵大学王绶教授从自然变异群体中育成大豆品种"金大332"，1934年育成"小金黄1号"，成为20世纪50—60年代东北地区的重要推广品种，年种植面积曾达到700万亩以上。1927年开始杂交育种，以

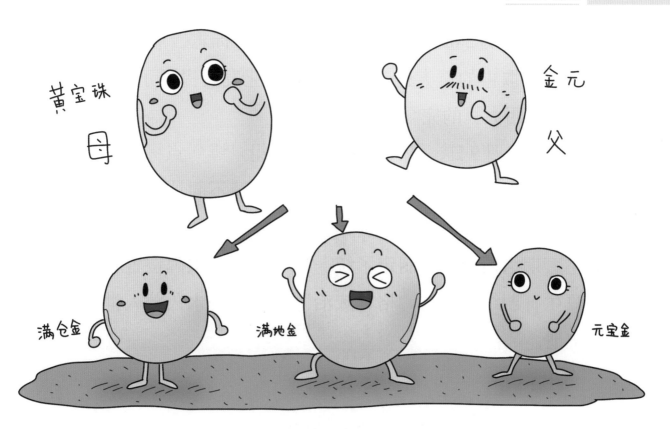

"黄宝珠"作为母本，"金元"作为父本配制杂交组合，于1935年育成了"满仓金""满地金"和"元宝金"，它们是世界上首批采用杂交方法育成的现代大豆品种。据不完全统计，1923—1950年我国共育成大豆品种20个，但许多地方的大豆种子仍然是农家品种。

新中国成立后，我国现代大豆育种开始迅速发展。新中国成立后至改革开放前，我国完成了部分大豆种质资源的收集（共收集保存了6 814份栽培大豆种质资源），建立了大豆杂交育种体系；大豆单位面积产量水平从1949年的40.76千克，提高到1980年的80千克。改革开放后，大豆杂交育种技术全面普及，初步建立了有中国特色、符合大豆常规种子特征的大豆育种体系；农业农村部根据大豆生产发展需要，支持建立了12个种子基地县建设，对加快良种繁育和普及提供了强有力支撑，全国大豆平均亩产提高到120千克以上。截至2020年年底，我国大豆品种以累计审定总数为3 112个（其中通过国家审定的品种数为491个，地方审定的品种数为 2 621 个）的发展成果等为标志，展现了我国大豆育种工作取得的巨大进步，对大豆产业发展提供了强力支撑，保证了食品用大豆的完全自给。

2022 年 9 月 9 日，"中国大豆生育期组'零'点标识"碑在黑龙江省黑河市落成。该标识碑的确立使全球不同地区大豆远距离安全引种进入精准时代。中国作为大豆发源地和主产国，为世界大豆生育期组精准鉴定制定了统一标准。该标识碑位置将成为全球大豆生育期组分组的"格林威治"地标，将永久载入世界大豆育种史册。

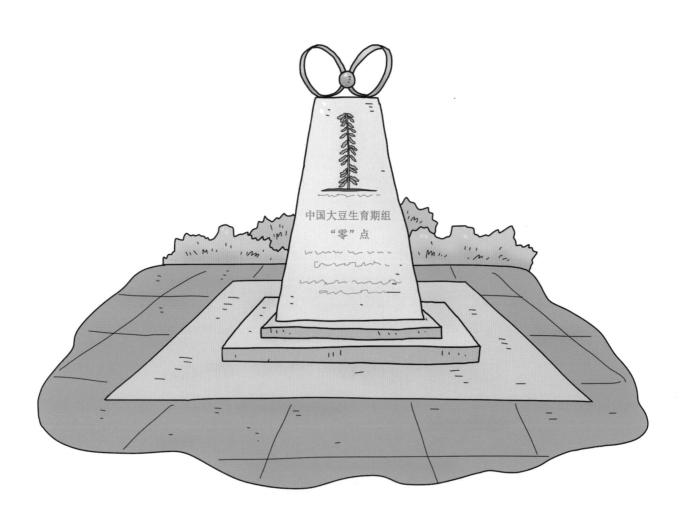

豆豆说豆

转基因大豆和我国的转基因育种技术

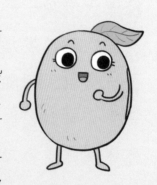

大豆育种包括大豆引种、系统选种、诱变育种、杂交育种、单辐射育种、分子育种、大豆杂种优势利用等多种技术，转基因技术是众多大豆育种技术之一。利用分子生物学手段，将某些生物经过人工分离和修饰过的部分或全部基因转移到其他物种，以改造该物种的遗传特性，使后一种生物具备新的性状，令其表现出优于原来的性状。自从1983年第一株转基因植物——转基因烟草问世以来，转基因育种技术得到了很大的发展。目前，全球大豆规模化经营主要采用株型紧凑、耐密抗倒、抗病性强、适合全程机械化生产的高产大豆新品种。转基因作物上市前都通过了严格的食用饲用安全和环境安全评价及检测验证，确保不存在安全性方面的问题。众多国际权威机构长期跟踪评估结果表明，通过安全评价、获得政府批准上市的转基因产品是安全的。我国通过转基因技术培育的4个耐除草剂大豆已获得生产应用安全证书，每亩可降低除草成本70元左右，平均增产10%左右，亩均增效约100元，同时可以实现合理轮作和带状复合种植。

我国是较早开展农业转基因研究工作的国家之一。20世纪80年代以来，"863""973"计划先后对棉花、水稻、大豆等作物的转基因研究工作进行部署。2008年，我国启动农业领域唯一的科技重大专项——转基因生物新品种培育重大专项，农业转基因研发进入快速发展期。基因克隆从零星少量到数量质量双升，获得了抗病虫、耐除草剂、耐寒耐盐碱、养分高效利用、优质、高产等重大育种价值基因300多个。转基因技术实现了从局部突破到整体跃升，多项关键技术获得了突破。获得发明专利近3 000项。并且，以抗虫大豆、耐旱玉米、抗虫水稻等形成梯次储备，研发团队和领军人才队伍不断壮大为代表，经过多年努力，我国已成为继美国之后的转基因第二大研发大国，实现了从局部创新到"自主基因、自主技术、自主品种"的整体跨越，作为战略储备，为我国的农业育种发展打下了坚实基础。

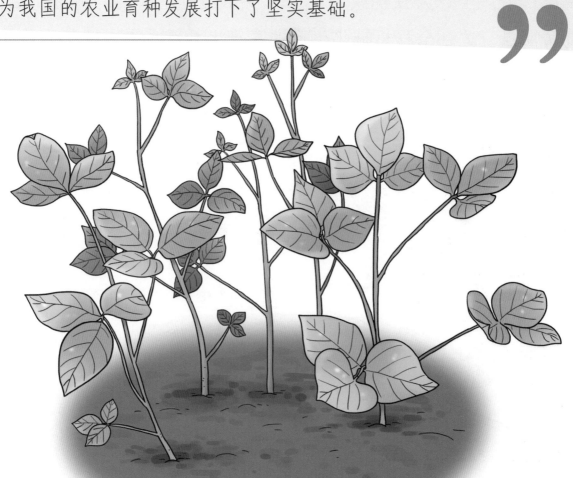

未来，人们怎么种豆

当前，我国的大豆耕种收综合机械化率达九成！大豆生产在耕整地和播种作业环节基本实现了机械化。未来，大豆机械装备将逐渐以控制智能化、操作自动化为主，兼顾经济型、轻简化机具方向发展，逐步形成不同主产区高、中、低端产品共同发展的格局。

未来，人们怎么种大豆呢？

比如：用高分卫星或无人机遥感的方法大面积监测大豆的长势。

比如：LED（发光二极管）园艺灯，为大豆生长提供均衡的光谱，催化大豆生长并缩短生长周期。

比如：农业机器人可以完全自主帮助农民进行大豆的播种、喷洒农药、施肥、除草和收获。

比如：物联网设备通过传感器来收集大豆田间土壤湿度、温度等数据后通过应用

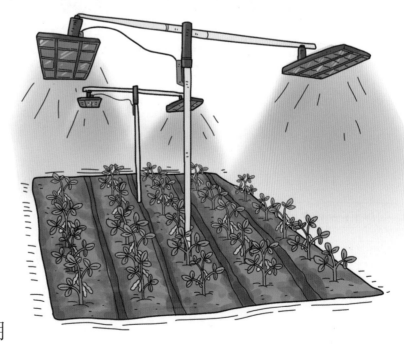

程序提供准确的信息，帮助农民远程监控农场或自动工作为大豆提供生长的一切所需。

比如：人工智能为天气状况、作物产量和农品价格提供预测性见解，从而帮助农民作出明智的决定。

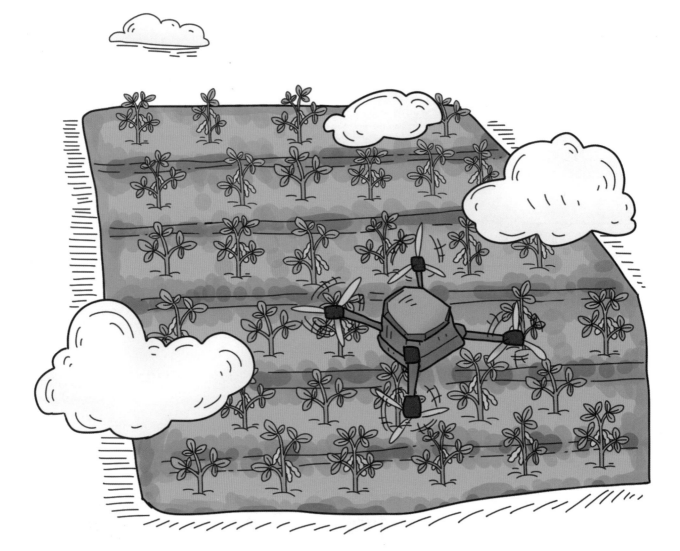

比如：大豆种植出现室内种植、温室种植、垂直种植等形式，不再受天气、环境等影响。

比如：不对作物产生伤害和毒性的激光除草、除虫技术，在大豆种植中得到广泛应用。

无人大豆农场也已经成功实现用机器替代人工，通过新一代信息技术完成所有大豆农场生产、管理任务的全天候、全过程、全空间的无人化生产。

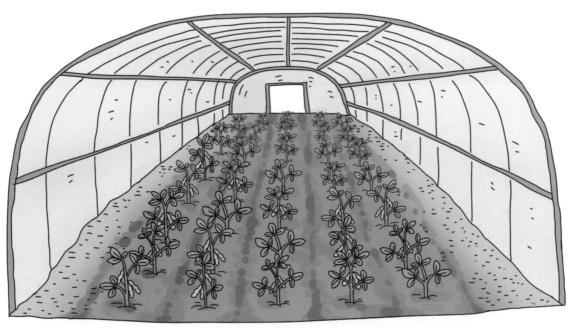

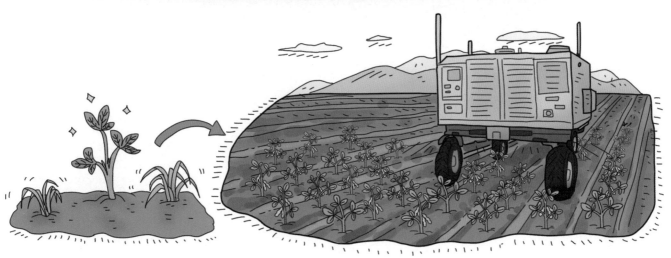

豆豆说豆

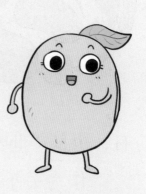

未来，大豆的变与不变

　　从传统的"镐锄镰犁"到智能化的"金戈铁马"，传统的农业生产力和生产模式正在被逐步取代，信息化、数字化、智能化助推无人化的精准农业发展。但不管种植方式怎么变，大豆还将是大豆，这一点是不会改变，也是不容改变的！

"世界豆类日"与"爱豆大行动"

2018年12月20日,根据布基纳法索的提议,在联合国粮食及农业组织2016年成功领导的"国际豆类年"活动的基础之上,联合国大会第73届会议通过了第A/RES/73/251号决议,决定将每年的2月10日定为"世界豆类日"。决议明确指出:小扁豆、大豆、豌豆和鹰嘴豆等豆类作物是全世界人民健康膳食的植物蛋白和氨基酸来源之一,有优化营养并帮助预防和控制肥胖、糖尿病、冠心病和癌症等慢性疾病的作用;同时,豆类是具有固氮属性的豆科植物,有助于增加土壤肥力,并对环境具有积极影响。设立"世界豆类日",可以继续提高公众的认识,使其了解食用豆类的各种惠益,推动实现《2030年可持续发展议程》各项目标。

"世界豆类日"的庆祝时间和概况:根据联合国粮食及农业组织每年举办的"世界豆类日"特别庆祝活动日期、全球豆类联合会(GPC)发布的信息报道和数据,除了从2019年开始的每年2月10日当天会集中举办庆祝活动,每年的1月20日到2月20日,也是"世界豆类日"的庆祝时间范围。

作为关乎我们身体健康、生存环境和地球资源节约等的全球性节日,据不完全统计,自2018年联合国大会第73届会议设立"世界豆类日",2019年2月10日首次举办"世界豆类日"庆祝活动以来，包括中国、印度、法国、英国、南非、加拿大、新加坡等在内，世界范围内已有超过80个国家或地区，举办了超过5 500场特别庆祝活动，宣传豆类和豆制品对人类的突出贡献和关键作用，鼓励人们多吃豆类食品、分享豆类饮食，以提升全社会对豆类和豆制品的关注度、摄入量与科学认知水平。

中国的"世界豆类日，爱豆大行动"：传播"世界豆类日"中国声音，解锁中国"爱豆"故事的重要窗口和平台，由农业农村部市场与信息化司指导，中国食品工业协会豆制品专业委员会联合100多家企业（单位），于2021年发起了"世界豆类日，爱豆大行动"公益科普活动。

作为"世界豆类日"在中国的高光时刻，"世界豆类日，爱豆大行动"已连续举办3届，累计举办城市超180座，举办场次超600场。"爱豆"行动期间，以线上举办"爱豆"主题直播、发布豆类及豆类食品文章、视频、分享豆类及豆制品知识和线下举办展览、召开讲座、张贴海报、举办试吃活动、进行豆类产品限时促销、向民众发放豆类科普传单等为代表，在中国，已累计超100万人（次），通过"爱豆"行动进一步增强了对豆类和豆制品的了解和关注热情，实现了"爱豆"群体和影响力的进一步扩大，也通过实际行动写下了属于中国的"爱豆"新篇章！

豆豆说豆

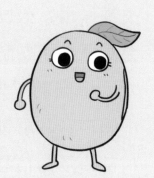

关于《2030年可持续发展议程》

《2030年可持续发展议程》于2015年在联合国大会第70届会议上通过，内容包括"在全世界消除一切形式的贫困""采用可持续的消费和生产模式"等17项可持续发展目标，169项具体目标和231项独特指标。时任联合国秘书长潘基文指出："这17项可持续发展目标是人类的共同愿景，也是世界各国领导人与各国人民之间达成的社会契约。它们既是一份造福人类和地球的行动清单，也是谋求取得成功的一幅蓝图。"

"世界豆类日"，你可以做的事

根据前3个"世界豆类日"期间全球各地举办的庆祝活动和参与情况梳理，"世界豆类日"可以做的事有很多！比如：

○ 消费者把豆类和豆制品做成的美味佳肴送给亲朋；

○ 种植者倡导家长带领孩子一起种颗豆子、定下年度"吃豆计划"；

○ 从业者发布豆类和豆制品新产品，分享自己的从业心得、工作场景；

○ 美食家推出一些豆类和豆制品食谱；

○ 艺术家为"世界豆类日"写首诗、画幅画、唱首歌；

○ 专家老师开设"世界豆类日"讲座，让更多人注意到豆类的价值；

○ 公众人物晒出自己制作的豆类和豆制品饮食，引导更多人参
　与进来；

○ 餐饮企业向客人推荐豆类和豆制品特色菜；

○ 商超加大对豆类和豆制品的宣传及推荐力度；

○ 公益机构向学校、养老院、幼儿园等捐赠豆类和豆制品；

○ 生产企业开放工厂，并进行限时优惠促销；

○ 教育院校举办有关豆类和豆制品的兴趣课、社交活动；

○ 行业机构组织企业、消费者做豆类和豆制品的现场体验活动；

○ 政府部门号召社区、媒体、商超等开展"世界豆类日"宣传；

○ 产业链相关企业通过赞助、冠名等形式，联合媒体进行豆
　类和豆制品科普；

○ 所有人在社交媒体上分享自己的"爱豆"一日；

　……

　　总之，"世界豆类日"作为与每个人的当下和未来都息息相
关的节日，人们的参与形式应是多种多样、不拘一格的。

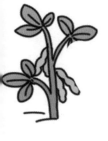

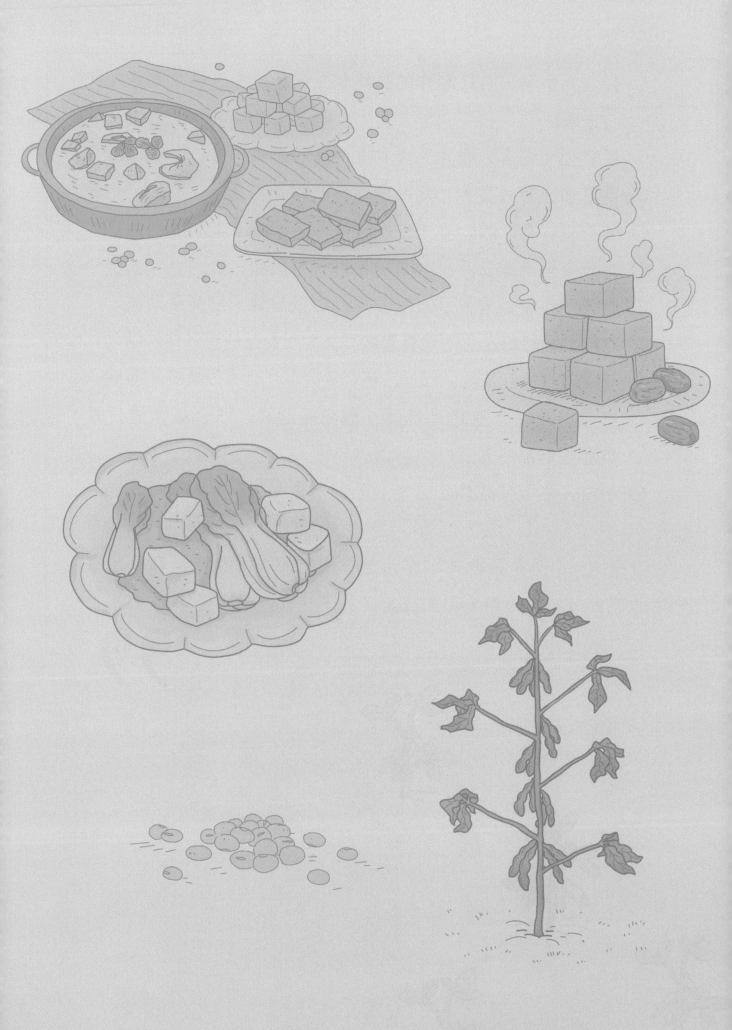

豆食春秋

大豆食品是主食还是副食？

古人是怎么吃豆的？

豆腐是谁发明的？

为什么说豆制品是"东方健康膳食模式"的无可替代品种？

世界各地的大豆饮食有什么？

中国豆腐文化的精神内涵有什么？

我想，读完下面的这些故事，你会对豆制品和我们的豆腐文化有新的认知。

两千年前的主食

在《战国策·韩策一》中记载："民之所食，大抵豆饭藿羹。""豆饭藿羹"，藿即豆叶，用豆粒做饭、用豆叶做菜羹是当时人们的主要膳食。可见，2 000多年前大豆已经成为中国人的主食。究其原因：

第一，大豆适种范围与先民活动范围耦合。大豆是短光照性、喜好温暖且对土壤条件要求不太高的作物，只要不是特别寒冷或者炎热且土质太差的地区，无论是贫瘠还是肥沃的土地都可以种植大豆。战国至秦汉时期，黄河中下游地区是全国人口最为密集之地。如西汉平帝元始二年（2年）全国人口近6 000万，其中人口超过500万的州为司隶、豫州、冀州、兖州、青州、徐州，全都是黄河中下游地区。黄河流域的温度、光照、土壤、水源等农业生态条件和环境可以满足大豆生长的需求。因此，大豆在此地的适种与当时华夏先民的主要活动范围相吻合，为大豆生产的开展提供了便利条件。

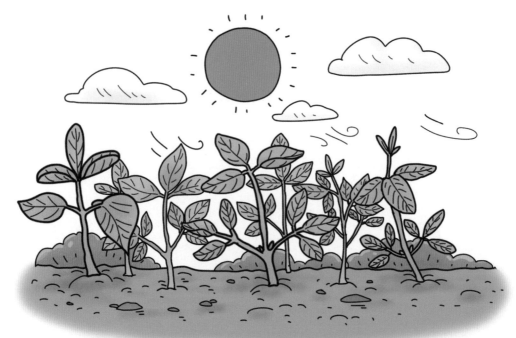

第二，大豆产量与粮食稳定来源需求耦合。战国时期铁制农具和牛耕得到使用，农业生产力有较大提高，大豆能够在这一时期成为广大人民主要的粮食作物，就因为大豆有持续稳定的产量作为保障。从产量来看，在当时的生产条件下大豆相较于其他农作物算是较为高产的作物。从产量的持续性看，由于大豆在相对贫瘠的土地仍可以种植，且对地力的消耗小、耐寒耐旱，即使在灾荒之年产量也能保持稳定，在寒、旱灾害频发的古代中国，大豆这一特性更是难能可贵。

因此，朝廷会规定每家每户至少要种植定量的大豆，以保证灾年的粮食产量，作救荒之用。正如《氾胜之书》所载："大豆保岁易为，宜古之所以备凶年也。谨计家口数种大豆，

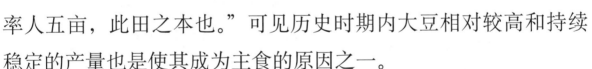

率人五亩，此田之本也。"可见历史时期内大豆相对较高和持续稳定的产量也是使其成为主食的原因之一。

第三，大豆种植与耕作制度发展耦合。耕作制度是农作物土地利用方式及其相关农业技术方法的总称，与历史时期农业生产条件和作物生态适应性相关。中国古代的耕作制度经历了从原始社会的撂荒制到西周时代的休闲制的发展，经过春秋时期休闲制与连种制并存的过渡，到了战国时期新的连种制度开始在农业生产中占主导地位。连种制度的实行就需要土地在连续进行农事活动后仍能保持足够的土壤肥力，现代科学研究发现，大豆根上的根瘤菌可以起到固氮的作用，从而可以提高土地肥力。古代勤劳的先民们通过不断的实践发现，大豆作物参与禾谷类作物的

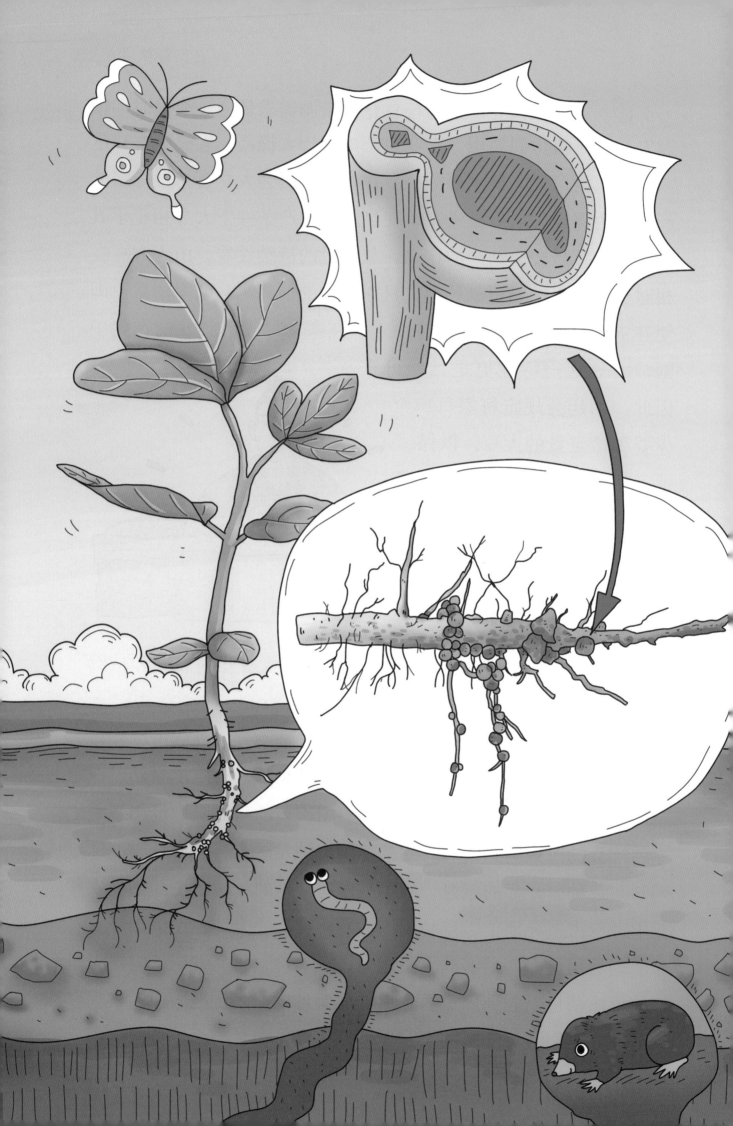

轮作，收获的豆子不仅可以作为主粮养活广大百姓，而且大豆的广泛种植还可以实现连种制耕作制度下耕地使用和养护的有效结合，很好地解决了新耕作制度在土地利用方式上需要面对的土壤肥力问题，从而促进了大豆在战国时期的快速发展，在作物系统中占有重要地位。

第四，大豆食用方式与当时加工技术耦合。时至今日，大豆的食用方式丰富多样，除了炒、煮、煎等烹饪方式，也可以将大豆加工成豆腐、豆奶、豆皮等种类繁多的豆制品。而在战国至秦汉时期，大豆并没有如此多的食用与加工方式。可以说，在蒸煮为主的烹饪方式下，大豆主要用以制作豆饭、豆羹等主食，还未衍生出品种繁多的豆制品。

豆豆说豆

先秦时期大豆的定位

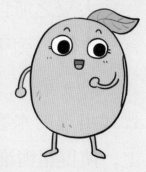

在"菽粟并重"的先秦时期，大豆作为人们生产生活中的主要农作物和粮食来源，也非常受重视。比如《管子·重令》中"菽粟不足，末生不禁，民必有饥饿之色"的记载，《孟子·尽心章句上》中提到的"圣人治天下，使有菽粟如水火。菽粟如水火，而民焉有不仁者乎？"的内容，再比如秦二世下令"下调郡县转输菽粟刍藁"以备足兵丁的口粮等，透过这些文献记载，可见在君主治国和百姓民生问题上，当时大豆已经成为维护国家稳定的粮食安全保障要素之一。

从主食到副食 》

秦汉时期及以后，虽然大豆仍是"五谷"之一，属于较为重要的粮食作物，但随着粟和麦主食地位的上升，大豆的种植面积开始有所下降，据记载，到汉武帝时期，大豆在农作物中的种植比例已由战国时期的25%降到8%左右，但种植范围已逐渐由黄河流域向长江流域发展，覆盖了西起四川，东至长江三角洲，北起河北、内蒙古，南到江浙一带的广泛地区。也是在同一时期，随着豆腐的发明以及豆酱、豆豉、豆芽等产品生产和食用方法的普及，以传说中淮南王刘安发明的豆腐为代表，大豆在百姓餐桌上的角色也逐渐从主食变成了副食。

大豆之所以没有在发挥"副食"价值的同时继续保持"主食"地位，原因有3点：

第一，汉代以来，随着石磨的大范围推广使用，尤其是晋代出现的水磨，极大地解放了生产力；磨应用在麦子的加工上，使得粗粝难食的麦被加工成了精细易食的面，麦作种植得到大规模推广，大豆种植面积自然下降。

第二，大豆营养价值丰富，富含大量蛋白质、脂肪、膳食纤维、多种维生素和矿物质元素等，这些营养元素在构成大豆优质价值的同时，其实也需要古代劳动人民可以充分地对其利用以更好地摄取营养。随着加工技术与食用方式的发展，开发大豆新的方式，丰富大豆的应用范围，是事物发展的必然。

第三，比如《齐民要术》中就提出了"麦—大豆（小豆）—谷"的轮作，可以发挥养地与增加农作物产量的作用，是古代人民因地制宜解决人地矛盾的有效手段之一。因此，汉代以后大豆主粮地位的下降并没有造成大豆作物在农业系统中的完全退出或消失，而是使大豆成为中国农业种植系统中的重要环节。

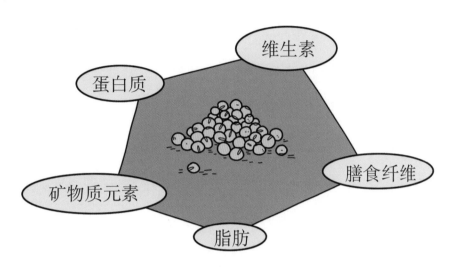

豆豆说豆

大豆保障了国人千年的饮食健康

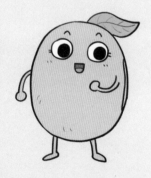

众所周知，主粮可以填饱人们的肚子，而保持人体健康则需要各类食物中营养物质的补充得到平衡。大豆本身的植物蛋白和其他营养物质含量特别高，有"豆中之王"的美称。与西方人主要通过肉食补充蛋白质不同，以农耕文明为主的中华民族长期以来，一直以素食为主，而维持生命的蛋白质主要从大豆里获取。中国人自古以来便形成了食豆和豆制品的习惯，大豆从主食地位退出后转向副食品的持续发展，则保障了千百年来中国人优质植物蛋白和脂肪的摄取来源，保障了国人千年的饮食健康。从本质上讲，我们东方民族的基因是大豆蛋白培育的，中国大豆对我们中国人更本源、更自然、更适合中国人的体质。从某种程度上说，中国大豆养育了勤劳勇敢智慧的中华民族，促进了中华文明的延续和发展。

豆制品在先秦时期已经出现

大豆作为副食品的加工和食用在战国到秦汉时期就已经出现，比如《楚辞·招魂》中就有"大苦咸酸，辛甘行些"（王逸注"大苦，豉也"，就是指豆豉）的记载；再比如《急就篇》记载的"芜荑盐豉醯酢酱"，汉代王逸的注释中明确"酱，以豆合面而为之也"，这是我国用豆子和面制作豆酱的最早记录；乃至《神农本草经》中记载的"大豆黄卷（成熟的大豆种子经发芽干燥制成的加工品）"，《盐铁论》中的"豆饧（一种甜豆浆）"等。从这些豆制品自出现到见诸记载可知，起码发明于汉代以前，也就是说，早在先秦时期，豆制品已经出现。

"

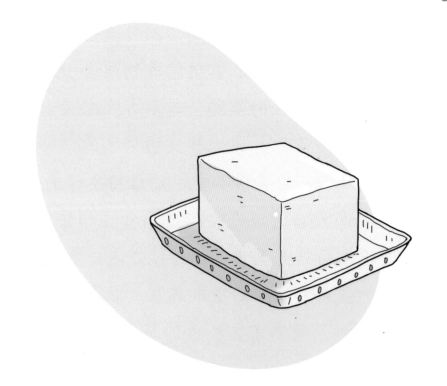

古人是怎么吃豆的

在我国的传统饮食文化中，豆类食品占有重要的地位。比如《神农本草经》里记载药物分为上、中、下三品，其中大豆被列为上品，既是养生药物，又是健身食品。再比如《食珍录》《食经》《随园食单》等饮食专著中，包含豆腐、豆芽等豆制品的饮食菜品层出不穷。从一颗大豆中衍生出来的一系列大豆饮食，在岁月中养育了一代代中华儿女，对中华饮食文化和民族体质形成影响巨大，是中华农耕文明和中华饮食的重要标志之一。

先秦两汉时期对大豆的简单加工和食用

作为国外学者眼中的"中华民族健康的秘密武器"，俗语说"青菜豆腐保平安"和"要健康，喝豆浆，要长寿，吃大豆"，这些流传甚广的民间俗语和观点充分说明了大豆的食用价值和营养特点。大豆作为当今人类食用的蛋白质含量最高的一种作物，虽然古代人民不可能从化学成分的角度去探究其滋身养心的奥妙，但食用大豆的实际效果很早就得到了公认。先秦时期，人们食用大豆，一是作为粮食，二是用于治病。

作为粮食，我们的祖先食用大豆的文字记载首先见于《诗经·豳风》的"七月烹葵及菽"，"菽"即今日的大豆。

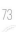

这里不仅指明了大豆的收获时间，而且记录了当时大豆的食用方法，即煮熟后，作为熟豆或做成豆粥食用。这一时期，大豆不仅被直接煮食，而且已经被人们用以熬制豆屑米粉稀饭，即《周礼》中的"糗，熬大豆与米也"。这种豆屑米粉的混合稀饭至今仍为黄河流域人民的重要早餐。《周礼》中还有将豆屑米粉混合后蒸制糕饼的记录，书中写到"豆末和屑米而蒸之"。可见，2 000多年前，我们的祖先已经开始注意大豆食用的多样化，类似的食用方法在周代的作品中还能找到。

作为药物，《周礼》中记载："疾医……以五味五谷五药养其病。"这里的"五谷"在东汉郑玄的注释和清代孙诒让的正义考证

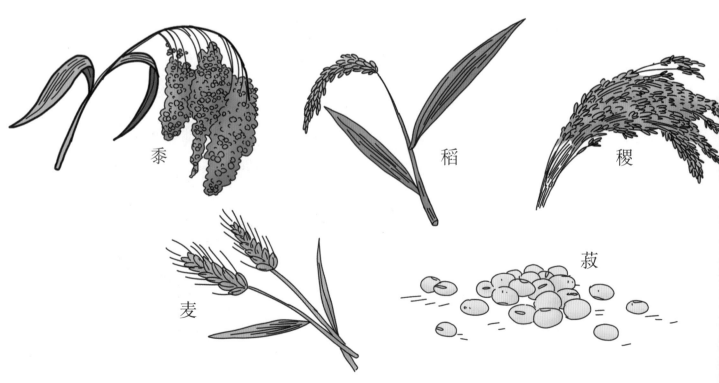

黍　　　稻　　　稷

麦　　　　　　　菽

中，均明确指出是麻、黍、稷、麦、菽；而颜师古注释的《史记·天官书》中，"五谷"为"麦、黍、稷、稻、菽"，也有人说"五谷"是"黍、稷、菽、麦、稻"即有稻而无麻或有麻而无稻，不管怎么推测，大豆总属于"五谷"之列。唐代贾公彦在补注《周礼》时还说"'五谷'之中有麻、豆之等有入药分是也"。可知大豆作为药食用于治病，在先秦时期已经十分常见。

先秦时期，人们将大豆作为粮食直接食用，比如《仪礼》中记载的"东方之馔……枣，糗，栗，脯。醴酒"和《礼记》中记载的"啜菽饮水，熬豆而食。以菽为粥以常啜之"。到了汉初，人们不仅食用大豆籽粒，而且将豆叶作为蔬菜，但这都是属于贫民的食粮。正如刘向校编的《战国策》中记载的"民之所食，大抵饭菽藿羹；一岁不收，民不厌糟糠"。到了汉末，不仅大豆的简单食用更为普及，而且人们对大豆的加工也如火如荼，用大豆制成醋、酱、豆豉等调味品及土特产。正如史游在《急就篇》中所记："饼饵麦饭甘豆羹，芜荑盐豉醯酢酱。"

魏晋时期的大豆发酵加工

魏晋前后，我国的大豆加工业得到了较快的发展，人们开始深入探索大豆制醋及加工豆豉的工艺。

比如《食经》记载的"作大豆千岁苦酒（醋）法：用大豆一斗，熟汰之，渍令泽，炊。暴极燥，以酒醅灌之。任性多少，以

菽香悠远话**大豆**

此为率"。这里的"苦酒"不是当代的酒，而是醋。现在，以保健食品"醋豆"为代表，作为"大豆酿醋"的变体，因为在减肥、美容和保健等方面的突出作用，在中国、日本的健康饮食风尚中仍占有一定地位。并且，以华中科技大学生命科学与技术学院、福建农林大学食品科学学院等院校针对"醋泡大豆"的研究为代表，试验数据也证明，大豆与醋的"相遇"，确实对降脂（甘油三酯）保健、促进消化、美容减肥、醒酒护肝等具有辅助功效。

比如《食经》中记载的"作豉法"。每年农历五月至八月时，先将每石（古代计量单位）豆子拣净水淘，浸泡一夜，次日放入甑中蒸煮，蒸到手指能捻下豆皮为度。然后晾于席片上，豆厚二寸，待豆子完全冷却，以二寸厚的茅草覆盖，三昼夜后查看豆子变色情况，待豆子完全发黄后，拿至室外薄薄摊晒，并经常翻动，使之均匀干燥。连续晾晒三日，然后重新蒸煮，煮至豆子中开始渗出豆汁，再在此豆中拌入秫米女曲五升，食盐五升，均匀搅拌，如偏干，则以豆汁淋入，将湿度调至手捏滴出豆汁为度。然后将此豆豉装入缸中，如缸不满，则以嫩桑叶填满，然后用湿泥巴将其密封，任其发酵，27天后取出干燥。再蒸时，用嫩桑叶汁淋入豆豉中，直至豆豉完全熟透。然后在阳光下曝晒至干燥，豆豉即成。北魏贾思勰在《齐民要术》中，对豆豉制作要求作了补充和修改，他认为，作豉时间以"四月、五月为上时……易

76

成而好"。作豉时，豆温应和人的腋下温度相当，"宁伤冷，不伤热"，并认为加工豆豉以陈豆为好，新豆湿度较大。在《齐民要术》中，继西汉《急就篇》中明确记载豆酱的名称之后，大豆制酱技术也得到更为详细的描述。《齐民要术》将豆酱制作的时间，选用的器具，豆类品种的选择，蒸、馏的方法，燃火炭的选用，酱品的好坏鉴赏等皆记录详备，是现存最早作酱法的文字记录。

豆豆说豆

豆豉的生产工艺

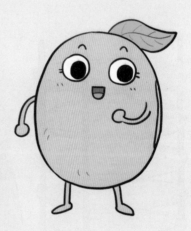

目前，我国生产的豆豉有两种，一种是将大豆煮熟后，发酵晒干而成的，被称为普通豆豉。另一种是将大豆煮熟后，经发酵再加入细盐、菜、面粉制作而成的，被称为盐菜豆豉。我国西南地区人民主要将豆豉作为菜肴，有些地区将它作为调味品。湖南等地的豆豉则是驰名中外的大豆特产，远销海外。

大豆与食品发酵工业

大豆制酱、制醋、做豆豉都属于食品发酵工业的研究内容，早在1 700多年前，我国劳动人民就掌握了食品发酵技术，一是说明我国食品加工工业起步早，二是说明我国菜肴精心烹调的历史悠久，用大豆酿造酱、醋、豆豉等产品加工技术的发明，是我国古代劳动人民对人类饮食文化的重要贡献。

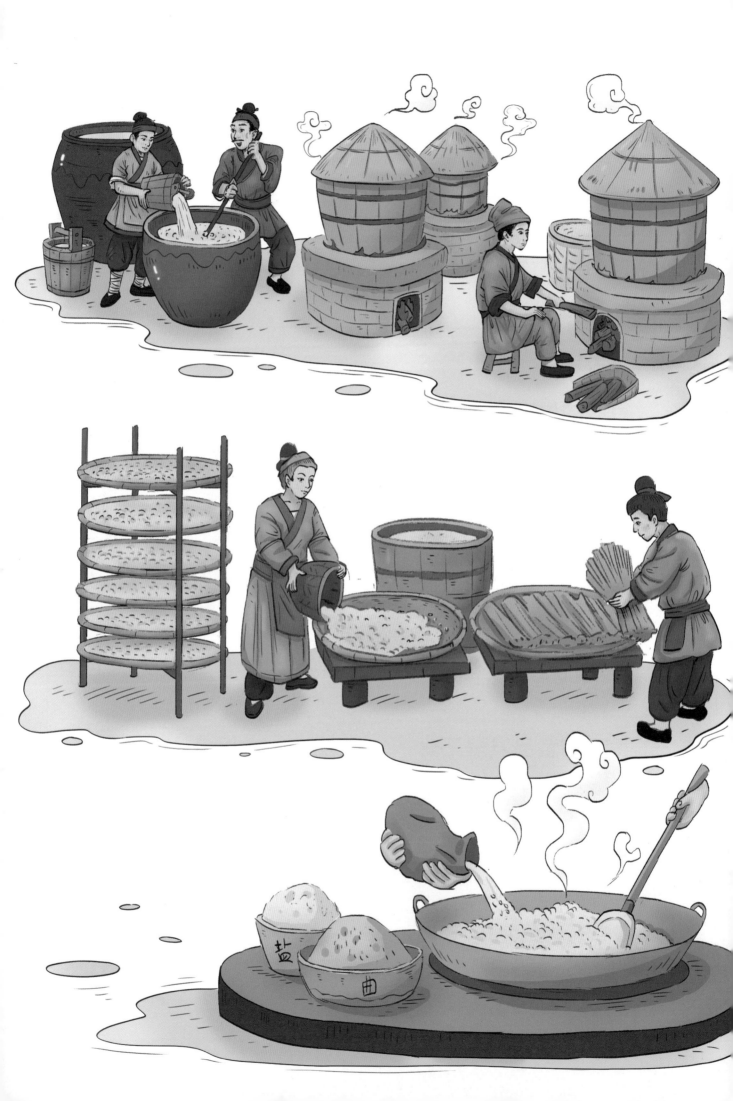

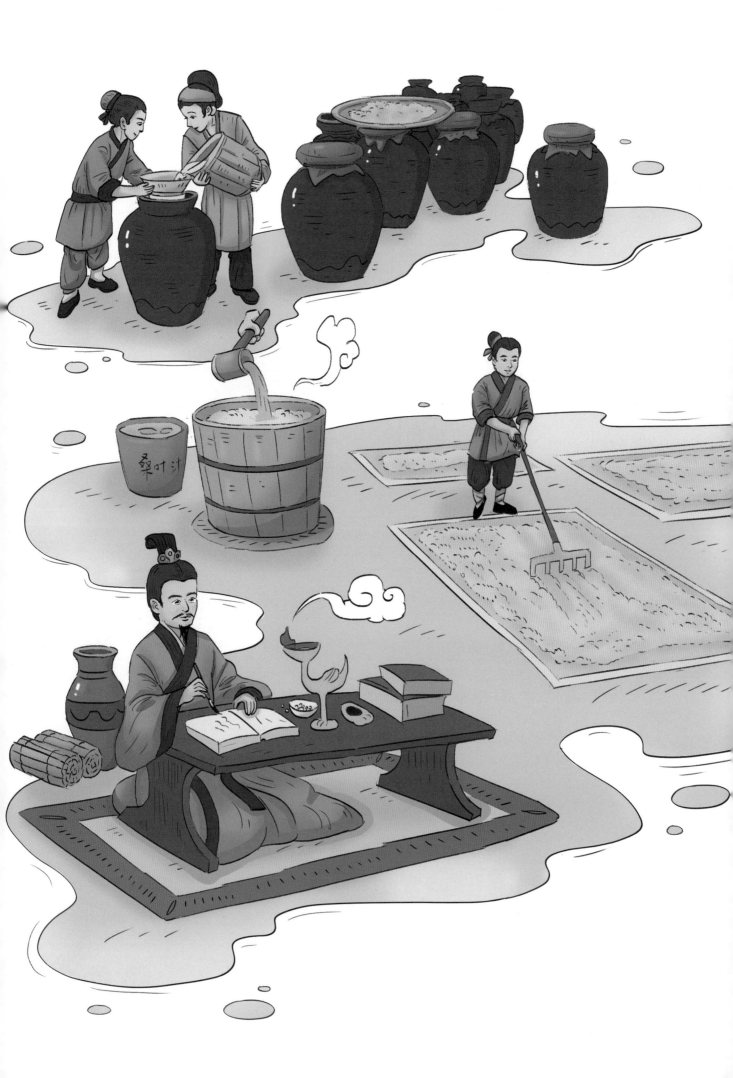

唐宋时期的大豆加工与饮食

隋唐以后，受儒家思想中的"布衣蔬食"和佛教的"不杀生、不吃肉"等戒律影响，素食风尚开始在中华大地广泛普及。在这一进程中包括菜肴、粥类、面食，以及蔬菜、水果、豆类等植物性食品开始在都被广泛地应用于僧侣和居士信众的饮食中。与此同时，比如《食疗本草》中记载的"大豆黄屑"、《食医心鉴》记载的大豆妙汤，以及散见于这一时期文献的"以大豆屑饼之"和"生大豆屑，酒和服方寸匕""豆黄……末之，收成炼猪膏为丸""大豆……生捣和饮"等豆制品为代表，大豆饮食开始在素食领域崭露头角，丰富了素食的选择和口味，也为素食在社会中的普及创造了条件。

豆豆说豆

鉴真与日本纳豆

中国唐代高僧鉴真在公元753年抵日弘法，在日本的真人元开撰写的《唐大和上东征传》里有将30石"甜豉"带到日本的记载，也就是说他将一种类似纳豆的发酵豆制品带到了日本。之所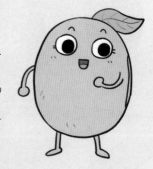以后来被叫做纳豆，主要是在日本的平安时代，豆类多作为当时僧人的主食，而僧人居住的寺庙里，厨房一般被称为"纳所"，而后又经过不断的改良，从原本不会拉丝的"唐纳豆"变成了现在需要快速搅拌多次做成的日本纳豆。

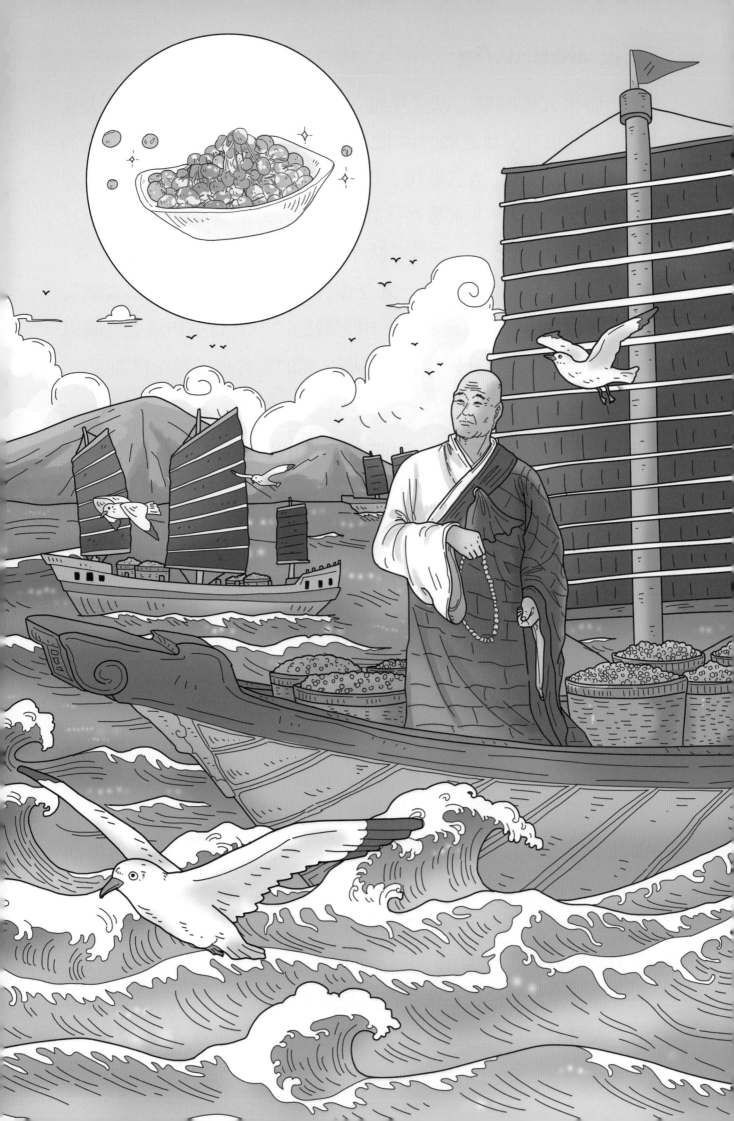

唐末五代时期，以"豆腐"明确见诸记载为标志，对大豆的加工利用有了新进展。以北宋初期陶谷在《清异录》中记载的"时戢为青阳丞，洁己勤民，肉味不给，日市豆腐数个，邑人呼豆腐为小宰羊"，苏东坡在《物类相感志》中记载的"豆油煎豆腐，有味"、在《又一首答二犹子与王郎见和》中说的"脯青苔，炙青蒲，烂蒸鹅鸭乃瓠壶。煮豆作乳脂为酥，高烧油烛斟蜜酒"，以及陈达叟《本心斋蔬食谱》中记载的"今豆腐条切淡煮，蘸以五味"等为代表，在宋代，以豆腐烹调的菜肴也不断花样翻新。

明清时期大豆蛋白质和脂肪的初步利用

明朝李时珍在《本草纲目》中，首次较详细地描述了豆腐制作方法和源起，不仅描述了豆腐的制作，而且提到了豆腐皮，这就是流传至今的腐竹。

明代宋应星在《天工开物》中介绍了大豆榨油法："凡油供馔食用者，胡麻、莱菔子（即萝卜籽）、黄豆、菘菜子为上……文火慢炒，透出香气，然后碾碎受蒸……蒸气腾足取出，以稻秸与麦秸包裹如饼形，其饼外圈箍或用铁打成或破篾绞刺而成，与榨中则寸相稳合。凡油原因气取，有生于无出甑之时，包裹怠缓则水火郁蒸之气游走，为此损油。能者疾倾疾裹而疾箍之，得油之多。"同时，宋应星还提出大豆的出油率，他说："用榨油法……黄豆得九斤。"

到了清朝，由于榨油工艺的不断改进，每石大豆的出油量已由明朝的九斤上升为十一斤。而且豆油的食用比率也逐渐增加，胡麻油、莱菔子油、菘菜子油的耗用量下降，而以茶油、豆油为主。人们对大豆的药理效应了解得更为清楚：黄豆甘温、宽中下

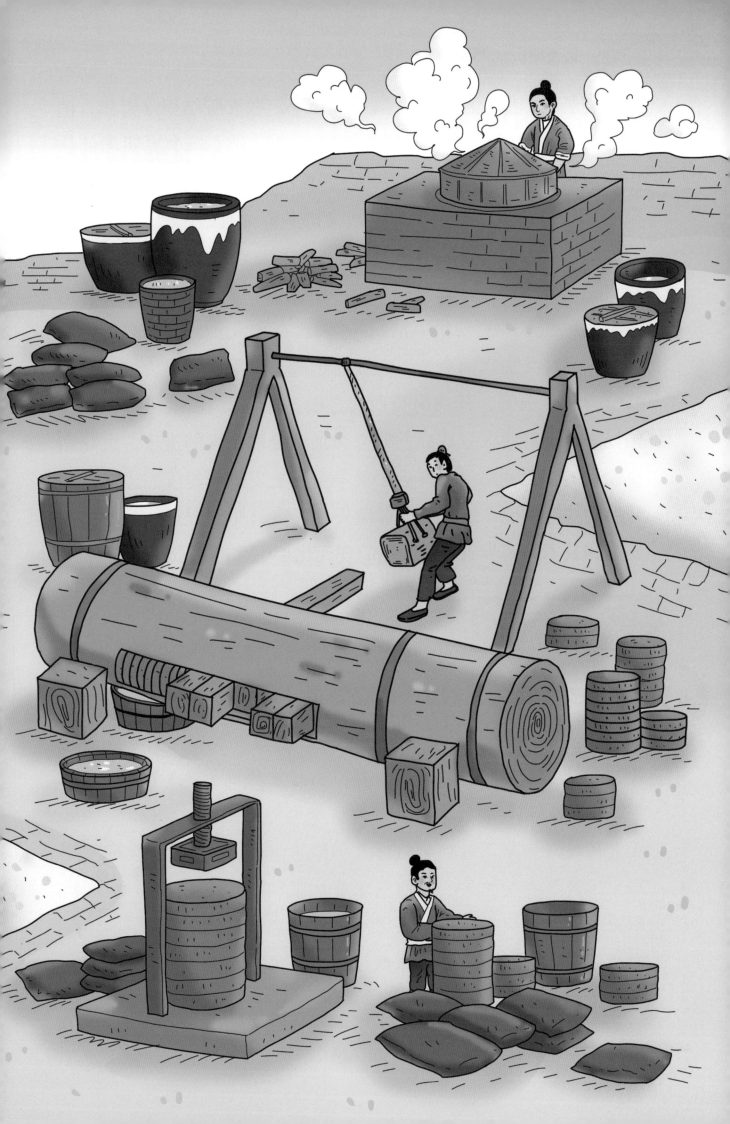

气，利肠消水胀，治肿毒；黑豆甘寒平，散五脏结积除胃热，消肿胀，散瘀血等。同时，对大豆的出油率有了一个更明确的认识，清代《致富奇书广集》记载："豆饼，榨油之豆渣也。芝麻、菜子，油多饼少。豆子榨油，油少饼多。"因此，菜子、芝麻以油为本，饼为利，豆油则饼为本，油为利。

进入民国以后，大豆的食用方法就更多了，如黄世荣《味退居随笔》中"大豆功用"所记，"大豆富含乳质、油质故可为滋养之食品。代血肉而有余。大豆富于磷、钾等矿物质。特别是豆脐，含磷量很高，其功用与西药之磷质相同"。由此可知，自民国以来，随着对大豆成分的研究和加工提取技术的进步，大豆和豆制品的加工利用已经开启了又一个历史发展新里程。当然，从开启到快速发展，这个过程很漫长，直到21世纪以后，随着相关研究和技术的初步成就，大豆的现代化加工才进入了加速期。

豆豆说豆

人类利用大豆的4个里程碑

在2 000多年的大豆加工和食用方法的发展中，主要经历了简单加工、发酵加工以及蛋白质、脂肪初步利用这3个阶段（即前3个里程碑），现代科学技术的进步也给大豆加工业的发展带来了勃勃生机，人们除了继承传统加工工艺，在蛋白质、脂肪的深度加工和利用上取得了一系列突破性的进展。可以这么说，当代对大豆中蛋白质、脂肪的深度加工和利用，是人类利用大豆的第4个里程碑。

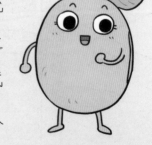

豆腐的发明

相传，西汉时，淮南王刘安雅好道学，欲求长生不老之术，不惜重金广招方术之士，其中较为出名的有苏非、李尚、田由、雷波、伍波、晋昌、毛被、左吴这8个人，号称"八公"。刘安与"八公"相伴，长年在山上炼丹以求长生不老。他们取山中"珍珠""大泉""马跑"三泉清冽之水磨制豆汁，又以豆汁培育丹苗，不料炼丹不成，豆汁与盐卤化合成一片芳香诱人、白白嫩嫩的东西。"八公"中的一位大胆地尝了尝，觉得很是美味可口，连呼"离奇，离奇"，这就是"豆腐"的肇始。豆腐初名"黎祁""来其"，即惊叹语"离奇"之谐音。

另一种传说讲淮南王刘安的母亲喜欢吃黄豆，但有一次母亲因生病母亲得了病，不能吃喜爱的黄豆了，孝顺的刘安就把黄豆磨成粉末状，加水熬成了豆乳，并且放了些盐卤，结果凝成了块状物豆腐花，刘安的母亲吃了之后，病情有所好转，逐渐康复。从此，豆腐和豆腐诞生所蕴含的孝道思想就流传了下来，并从王府高门走进了寻常百姓家。

其实，关于"豆腐"的发明人，民间传说中还有乐毅、关羽等人，是劳动人民智汇的结晶。为什么学界和民间大都认可刘安呢？

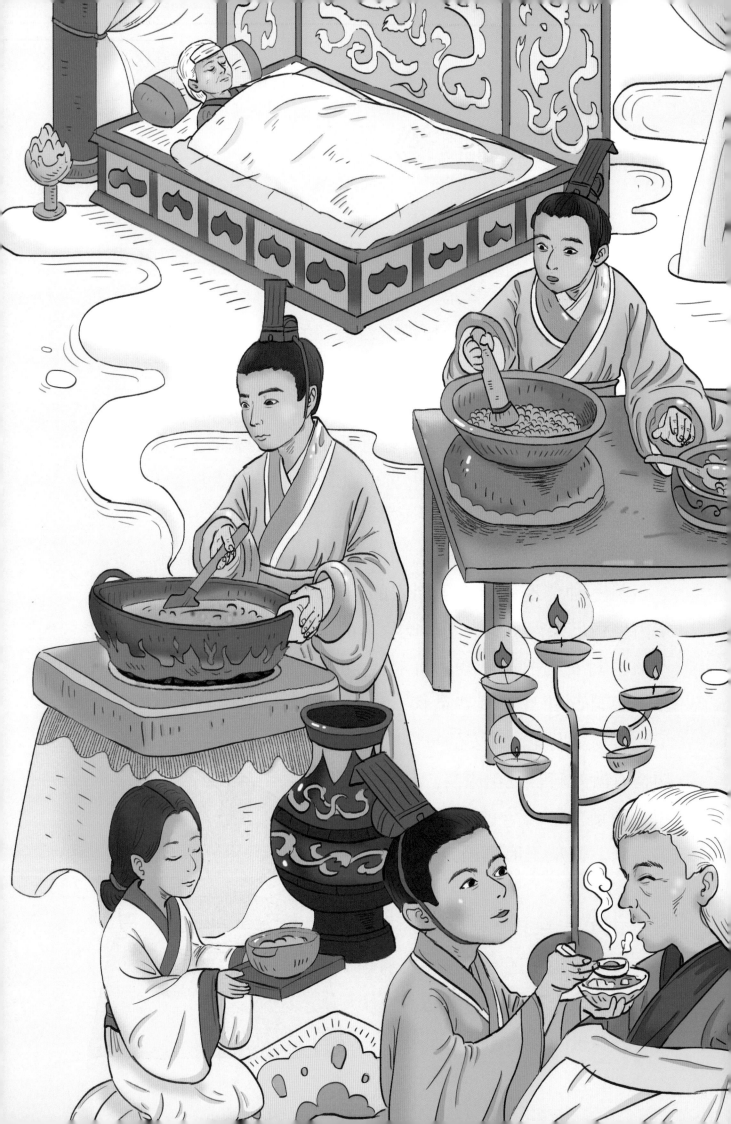

第一，宋代哲学家朱熹（1130—1200年）写过8首素食诗，其中一首是写豆腐的："种豆豆苗稀，力竭心已腐。早知淮王术，安坐获泉布。"自注曰："世传豆腐本为淮南王术。"可知早在宋代就有豆腐是西汉淮南王刘安（公元前179—前122年）发明的传说。明代的罗颀在《物原》中提到西汉时的古籍中有刘安做豆腐的记载。李时珍在《本草纲目》中说："豆腐之法，始于汉淮南王刘安。"叶子奇在《草木子》中也说："豆腐始于汉淮南王之术也。"总之，宋明以来，人们均认为豆腐发明于西汉时期，这一点一直无人怀疑。

第二，1959—1960年，河南省考古工作者在密县打虎亭村发掘了两座汉墓。在1号墓的东耳室有大面积画像石，其中有描绘庖厨的场面。有一幅豆腐作坊图，刻于东耳室的南壁上。整个画面长130厘米、高40厘米，采用减地和线刻手法表现了制作豆腐的过程。该墓的年代为东汉晚期，说明早在2世纪，豆腐生产已在中原地区得到普及，所以才在汉墓画像石上有所表现。它距西汉淮南王刘安的时代虽晚两个世纪左右，但考虑到豆腐生产工艺并不太复杂，而大豆早在战国时期已普遍种植，成为时人主粮之一，生产豆腐的最重要工具石磨在西汉也已经普及，故豆腐生产始于西汉是完全有可能的。

菽香悠远话大豆

豆豆说豆

做豆腐的关键环节

据李时珍《本草纲目》记载的豆腐之法："凡黑豆、黄豆及白豆、泥豆、豌豆、绿豆之类，皆可为之。水浸，硙碎。滤去渣，煎成。以盐卤汁或山矾叶或酸浆、醋淀，就釜收之。"可知做豆腐的重要环节是浸豆、磨豆、过滤、煮浆、点浆、镇压这几道工序。打虎亭汉墓画像石所表现的正是浸豆、磨豆、过滤、点浆、镇压的场面。现结合中国传统，将豆腐的制作工艺叙述于下：

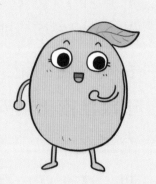

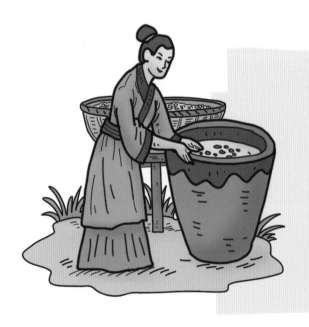

浸豆

先将大豆浸泡 5—20 小时（水温 15℃泡约 12 小时，25℃时只需泡 5 小时即可）。每 10 斤大豆加 30 斤水，泡至豆瓣内部凹沟鼓平就可磨浆。图中所表现的正是这一道工序。浸泡的目的是使大豆内呈凝胶状态的蛋白质成为溶胶液体。

磨豆

将浸泡好的大豆，每 5 千克再加 15 千克水，用石磨磨成豆浆。磨时要磨细、磨匀，配水量要合适。图中表现的正是这道工序，图中的磨是用手推动的，属于小型石磨。推磨者左手执勺伸向装着浸泡好大豆的大筐，将大豆倒进磨中。将大豆磨碎是为了使蛋白质溶于水呈胶体溶液。

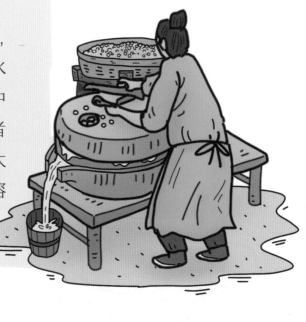

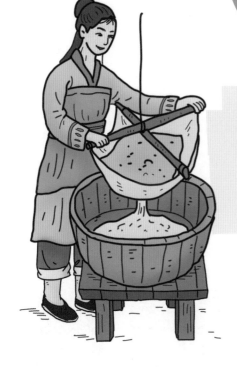

过滤

将磨好的豆浆用细布过滤，除去豆渣。图中表现的正是过滤豆渣的场面。

煮浆

过滤后的豆浆需要煮开，除去生大豆腥味，加快凝胶结聚速度。但是画像石上没有煮浆的场面。这可能是因为东耳室四壁垒是表现厨房的情景，在其他场面已表现锅灶等炊具。也可能是当时制作豆腐没有专设煮浆的锅灶。而利用厨房里其他锅灶来煮豆浆，所以就将这一道工序从画面上省略掉了。

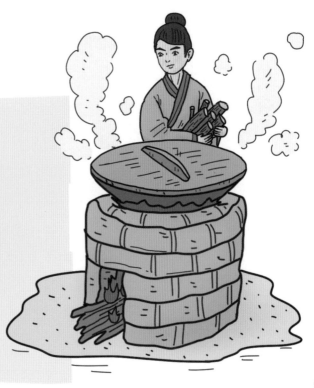

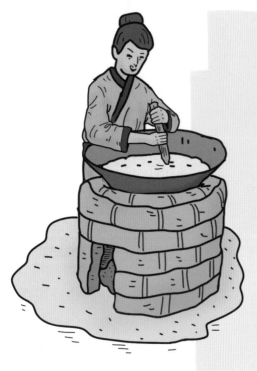

点浆

豆浆煮开 3 分钟后出锅，让其自然降温至80 ～ 90℃时，加入凝固剂，这一过程称点浆。

点浆时要按一定方向轻轻搅动，当浆液中出现芝麻大的颗粒时，停止点浆，并停止搅动，然后加盖保温，让颗粒沉淀，半小时后即可包裹压制成豆腐。加入凝固剂的目的是使溶胶状态的豆浆在短时间内改变胶体的性质，变成凝冻状态的凝胶。图中表现一人执棍在锅中徐徐搅动，应是在点浆。

镇压

将沉淀后变成凝冻状态的凝胶用布包裹放在豆腐箱中加以镇压挤去水，就制成了豆腐。图中表现的正是这一道工序。

豆腐的别名 》》

在中国古代，豆腐的别称有很多，比如黎祁、犁祁、来其、乳脂、软玉、小宰羊、王粮、水板、水判、水林、甘脂、白虎、白麻肉、豆乳、豆脯、盐酪、素醍醐、菽乳、脂酥等，您知道这些别名的由来吗？

【淮南子】"淮南子"本指汉淮南王刘安或刘安主编的一部著作，但也有人用它来别称豆腐。明代周晖《金陵琐事》卷三："豆腐，杨业师名之曰'淮南子'，取其始于淮南王也。"

【乳脂】豆腐的别称。清代农书《授时通考》卷二十九："淮南王以豆为乳脂。今豆膏、豆粉、豆腐较他处尤佳，得淮南遗法。"

【黎祈】豆腐的别称。清代毛俟园的《豆腐诗》："珍味群推郇令庖，黎祈尤似易牙调。谁知解组陶元亮，为此曾经三折腰。"

【黎祁】豆腐的别称。宋代诗人陆游《剑南诗稿》："拭盘堆连展，洗釜煮黎祁。"

【犁祁】豆腐的别称。宋代陆游《剑南诗稿》卷七十二："新春罢亚滑如珠，旋压犁祁软胜酥。""犁祁"也可以写作"黎祁"或"来其"。

【刀呱】豆腐的闽南方音词，音"tahu"。

【软玉】豆腐的喻称。清代张玉书等的《佩文韵府》引宋代苏东坡《豆腐诗》："箸上凝脂滑，铛中软玉香。"

【大素菜】这是浙江省嘉兴市一带蚕农讳称的豆腐称谓。因为豆腐的"腐"字犯忌，所以改

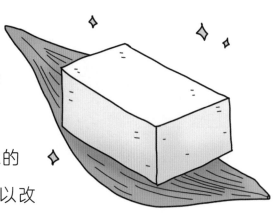

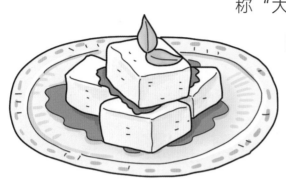

称"大素菜"。

【小宰羊】这是对豆腐的誉称，因为是打比方，又可以说是喻称。五代时期陶穀《清异录》："时戢为青阳丞，洁己勤民，肉味不给，日市豆腐数个。邑人呼豆腐为'小宰羊'。"

【王粮】"王粮"即豆腐。这是旧时皮影戏行业中艺人们说的隐语行话。

【水欢】这是浙江省龙泉、庆元、景宁等县菇民（种植食用菌的农民）中流传称呼豆腐的隐语。

【水判】这是四川省成都市一带称豆腐的江湖语言。清末傅崇榘编著的《成都通览》所记之江湖语言，豆腐就有"水板""水判""水林"等几种叫法。

【水林】这是旧时四川省成都市和福建省永安市等地豆腐行业中的隐语行话。

【水板】旧时酒楼菜馆有"鸣堂叫菜"这一习俗，"水板"一词是堂倌们喊话中对豆腐的别称。

【甘脂】豆腐的别称。清代汪曰桢《湖雅》："今四川两湖等处设豆腐肆，谓之甘脂店。"

【代付】这是湖南省永兴县豆腐的方言记音词。清代光绪本《永兴县志·方言志》："豆腐曰代付。"

【白字田】这是上海一带豆腐业中豆腐的行业隐语（在南方地区的客家方言中也有这一说法）。

【白虎】豆腐的别称。清代赵翼《瓯北集》："儒餐自有穷奢处，白虎青龙一口吞。"俗以豆腐青菜为青龙白虎。

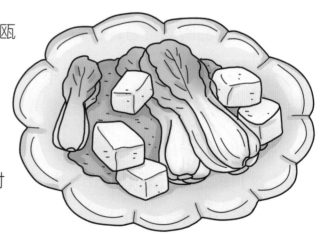

【白货】这是安徽省六安市一带对豆腐、豆腐干等豆制品的统称。

【白麻肉】"白麻肉"即豆腐。这是上海市宝山区一带豆腐的方言叫法。

【灰毛】这是豆腐的四川方言叫名。"灰"这里有"白"义,与俗话中有"白"义的"搽灰抹粉"的"灰"同。有的地方叫小麦面粉为"灰面",也是说"灰"为"白"。"灰毛"意即白色的毛豆腐。

【灰妹】旧时酒馆饭店有"鸣堂叫菜"这一习俗。"灰妹"一词是堂倌们喊话中对豆腐的别称。

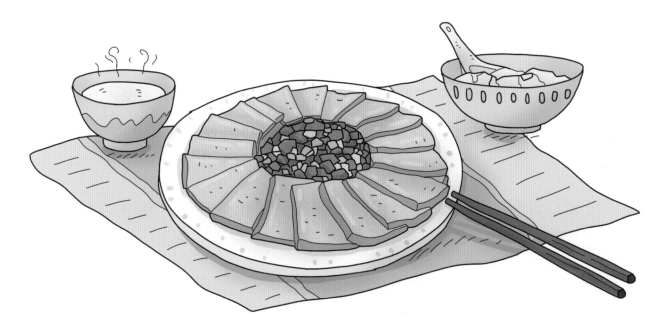

【灰骂儿】"灰骂儿"(或记音为"灰麦儿")是湖南省石门县一带豆腐的方言叫法。它与四川省豆腐方言"灰毛"和"灰妹"音近。

【灰麻】"灰麻"是湖北省松滋市一带豆腐的方言叫名。

【灰馍儿】这是我国西南一带有些地方豆腐的土语。另外,在四川省自贡市富顺县一带还指"豆花儿"即"豆腐脑"。

【灰蘑儿】这是四川省邛崃市一带豆腐的方言叫法。

【佗合】"佗合"是苗语豆腐的叫法。也是湖南苗族传说中的我国做豆腐始祖的名字。

【豆干】"豆干"即豆腐干。另外,广东省潮汕地区的方言,豆腐也叫"豆干"。

【豆生】这是江西话和福建泰宁话对豆腐的方言叫法。另外,"豆生"还指云南省有的地方用青毛豆做的"懒豆腐"。而福建省泉州话里的"豆生"，则又是指豆芽。

【豆乳】豆腐的别称。明代方以智《通雅》说："豆乳、脂酥，即豆腐也。"另外，江西省南昌、福建省厦门等地豆腐乳的方言也叫"豆乳"。

【豆法】即"豆腐"，这是河南省温县土话。

【豆脯】"豆脯"是豆腐的异形词（一词的不同书写形式）。

【来其】豆腐的别称。元代虞集（四川仁寿人）《豆腐三德赞》说："乡语谓豆腐为来其"。"来其"即"黎祁"的异形词。

【租】云南省丽江市纳西族土话称豆腐为"租"。

【盐酪】豆腐的别称。汪朗《胡嚼文人》中的《极品豆腐》一文说："宋代的豆腐有许多别号，如乳脂、犁祁、黎祁、盐酪等。"

【素醍醐】豆腐的誉称。见元代隐士谢应芳《龟巢集》中的《素醍醐》一诗。

【鬼食】豆腐的别称。清代汪汲《事物原会》说："豆腐出浆后摒其渣，累数不少，腐乃豆之魂，故称鬼食。孔子不食。"

【酥】"酥"字在古代有一个义项是指"豆腐"，这在古今工具书中都未收。

【菽乳】豆腐的别称。"菽乳"这一名称是元代孙大雅嫌"豆腐"二字不雅而改的。明代王志坚《表异录》："豆腐亦名菽乳。"明代陈懋仁《庶物异名疏》："菽乳，豆腐也。"

【脂酥】豆腐的别称。明代方以智《通雅》："豆乳、脂酥，即豆腐也。"

豆豆说豆

中国人离不了豆腐

透过这些豆腐的别名可知，从皇家贵胄的宴席，到寻常人家的饭桌，从文人雅士的食单，到僧侣居士的斋堂，都少不了豆腐。有人说，以豆腐为珠，以岁月为线，可以串起中国2 000多年来一代代人舌尖上的记忆。也有人说，豆腐是中国饮食的第五大发明，豆腐滋养中国人2 000多年，可申报世界文化遗产。中国人离不了豆腐，"中国的豆腐也是很好吃的东西，世界第一。永别了！"这竟是伟大的革命领袖瞿秋白告别世界的最后一句话。所以，对于中国人来说，山珍海味都如过眼云烟，历尽繁华才知道，只有清清淡淡的豆腐，才能守住生活的本真，通过舌尖找回人生本味。

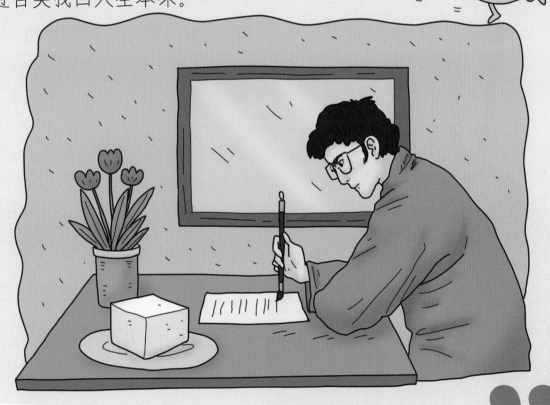

走向世界餐桌的豆腐

泡菜豆腐、味噌豆腐、娘惹豆腐、豆腐沙拉、豆腐汉堡……当"最中国"的豆腐远传他乡，与异乡的文化碰撞而后渐渐在当地本土化，就会变得让我们既熟悉又陌生。不断征服异域先民或当世者饮食习惯的豆腐，一次次成功地植入了当地人民的日常生活。被国外消费者称为用大豆制作的中式奶酪——豆腐，是怎样开启环球之旅的呢？

豆腐的亚洲传播

豆腐的对外传播是伴随着中外经济和文化的交流活动开始的。唐玄宗天宝十二年（753年），鉴真和尚东渡日本，不仅带去

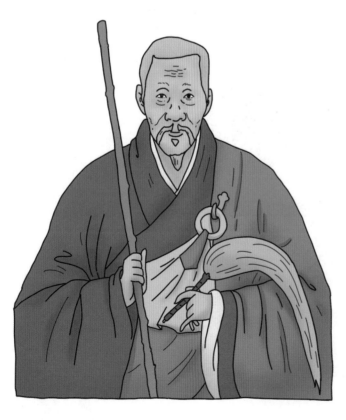

了佛学、律法等先进知识，更带去了"唐符"的制作方法和饮食文化，并迅速得到当时奈良时代贵族和武士阶层的推崇。因此，鉴真被尊奉为"日本豆腐的祖师爷"。明末清初，高僧隐元大师受邀前往日本弘扬黄檗禅，同时带去的福清豆腐卤水工艺更是极大地丰富了日本人民的饮食文化生活，留下了

《豆腐赞》、普茶料理（日语"福清料理"的谐音）招牌菜"隐元豆腐"和卓袱料理必备品"胡麻豆腐"。江户时代后期，豆腐更是进入日本寻常百姓家。1782年，汉学家曾谷学川编著的食谱《豆腐百珍》集中介绍了100种豆腐料理的做法，除蒸、酿、煎、炸，还有串烧、热荤、冷盘、上汤及甜晶糕饼等。

继日本之后，豆腐于宋代末年（朝鲜高丽王朝时期）传入朝鲜，时称"泡"，并在当地建有专门做豆腐的寺庙，谓之"造泡寺"。在朝鲜的豆腐文化中，明太鱼炖豆腐、烩豆腐、豆腐卷等成为朝鲜酒文化中最好的下酒菜，普通百姓的日常更是离不开白豆腐、油炸豆腐、豆腐汤、豆腐花、豆腐炒饭、豆腐火锅等美食。在韩国的豆腐文化中，豆腐寓意着传统和真诚，因此祭祖必须奉上豆腐。

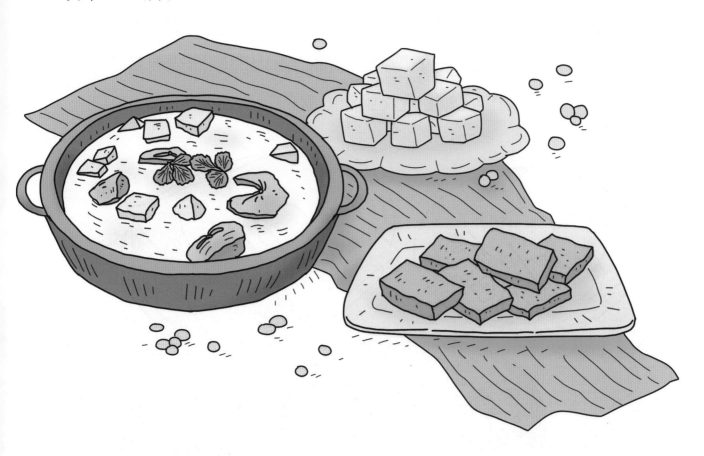

元明时期，豆腐又随着广东、福建等沿海地区的移民传到东南亚国家。泰国人的豆腐食谱上常见的有油炸豆腐、泰式豆腐

汤、豆腐爆炒碎肉、豆腐椰子咖喱等。缅甸传统饮食有拌豆腐，缅甸掸族有炸豆腐、温豆腐。

越南占城人民制作豆腐始于明代郑和下西洋。如今越南的豆腐普及南北，吃法更是多样，有豆腐沙拉、香蕉焖豆腐、虾酱炸豆腐等菜式。

马来语中豆腐被称为"Tauhu"，马来人和新加坡人都喜爱客家豆腐美食"酿豆腐"和"肉骨茶"。

印度人爱吃香豆腐、菠菜奶豆腐和具有本土特色的咖喱豆腐。

豆腐在印尼语为"Tahu"，与闽南语的"豆腐"发音相同，印度尼西亚的豆腐名菜是酱拌炸豆腐和苏木当地区的炸豆腐。

菲律宾随处可见一种名叫"Taho"的甜豆腐脑，被当成早餐食用。

综上，中国豆腐文化在亚洲的传播历史久远，范围甚广，亚洲几乎所有国家语言中的"豆腐"都是由中国潮汕或粤语方言借词而来。豆腐在中华文化圈及亚洲国家的影响可见一斑。

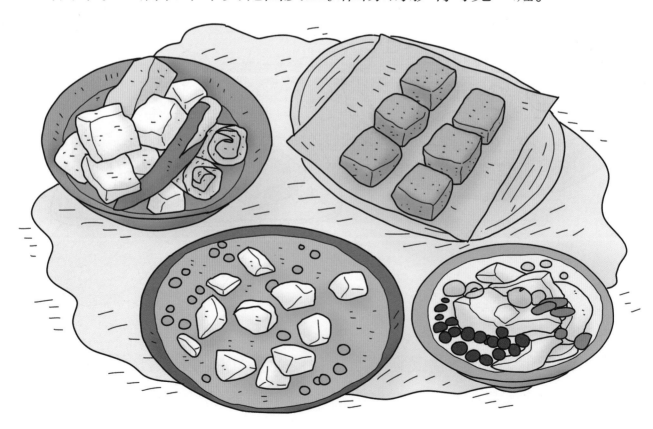

豆腐的欧美传播

清圣祖康熙四年（1665年），西班牙神父闵明我（Domingo Fernándezde Navarrete）在其游记中用西班牙语最早向欧洲介绍了中国豆腐（teu-fu）："中国有一种全国最常见、最平常、最便宜的食物，上到皇族贵胄，下到平民百姓，都奉之为珍馔，同时又为生活所必需。它就是豆腐。"

清穆宗同治十二年（1873年），中国首次正式参加于奥地利维也纳举办的万国博览会，在清朝海关总税务司赫德的主持下，委派广州海关副税务司包腊代表中国参会，豆腐制品正式传入欧洲，饱受赞誉。

1907年，国民党元老之一的李石曾留学巴黎，出版了法文书籍《大豆的研究》，里面详细介绍了中国的豆腐制作与文化，向法国人宣传豆腐的营养功能。后为谋生，与吴稚晖、张静江等人一起创办了中国豆腐公司生产豆腐制品，在法国和欧洲刮起了"豆腐旋风"。巧合的是，1923年，旅欧中国少年共产党支部为筹措活动经费，也在巴黎开了家"中华豆腐坊"，邓小平和周恩来等人亲自下厨烹饪豆腐菜肴，向法国人介绍豆腐的营养价值，中国豆腐再次名震巴黎。

中国豆腐也在这一时期传入欧洲其他国家，并形成了意大利流行的红酱炖豆腐；俄罗斯的石牌豆腐制品和菜肴；德国民众爱吃的虾仁豆腐和菜花豆腐汤等。

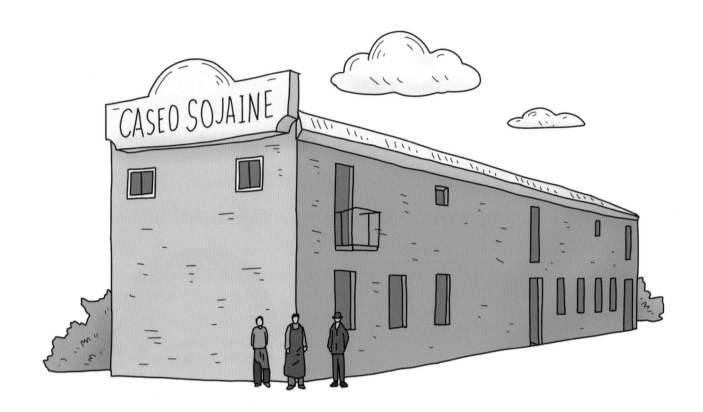

美国人最早谈及豆腐是在1770年（清高宗乾隆三十五年），英国商人任洪辉（James Flint）在写给美国科学家本杰明·富兰克林（Benjamin Franklin）的信件中，把豆腐拼写为"towfu"。同年，富兰克林写信给植物学家约翰·巴特拉姆（John Bartram），把豆腐按粤语发音称为"tau-fu"，还提供了制作豆腐的配方。豆腐真正进入美国人的生活是从19世纪初华人劳工移民美国开始的。1878年，华人在美国成立了第一家豆腐公司。1929年，美国人范甘迪（T. A. Van Gundy）创办了首家西方豆腐公司，实现了豆腐听装化。近年来，随着素食主义在美国的流行和豆腐的养生保健益处，美国中餐馆热销"麻婆豆腐""砂锅豆腐""红烧豆腐"等豆腐美食。这些中国家常小菜漂洋过海，几经传播，已然成为国际名菜。美国各地的唐人街，豆腐沙拉、豆腐干、豆腐汉堡、豆腐冰淇淋等快餐食品也十分畅销，洛杉矶甚至还专门设立了豆腐节。

豆腐在非洲和大洋洲的传播

中国的豆腐大约在19世纪中叶传入非洲和大洋洲，都是随着中国人的到来而逐渐落地生根的。比如非洲，20世纪新中国成立后，我国派遣农业技术人员在非洲推广大豆种植，豆制品也随着大豆而进入。但是，目前由于经济、文化和习俗等原因，"中国奶酪"豆腐在非洲很多国家仍属于稀缺资源，豆腐在非洲普通百姓的日常生活中还未实现普及，仅在赞比亚、坦桑尼亚、几内亚、埃塞俄比亚、南非、尼日利亚等华人聚集的国家比较常见。而在大洋洲的澳大利亚，经过半个多世纪的传播，以被称为"中国牛排"的中国臭豆腐、麻婆豆腐等为代表，豆腐私房菜如今已备受澳大利亚人欢迎。

豆豆说豆

中国豆腐的国际化

诚如毛泽东所言，"中国的豆腐……是有特殊性的，可以国际化"。"美味素食"豆腐因其丰富的营养价值和保健功效如今已成为世界各国人士所喜爱的美味佳肴，中国豆腐已成为名副其实的国际化美食。美国《经济展望》杂志甚至预言，在未来，最成功、最有市场潜力的产品，不是汽车或电子产品，而是中国的豆腐。但中国豆腐如何更好地融入各国居民饮食，怎样进一步实现国际化呢？这是一个需要当今所有"奋豆者"回答的考题。

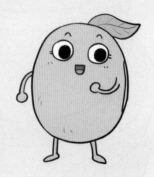

豆浆的发明和发展 》

豆浆，又称豆乳、豆奶，是我国家喻户晓的一种美食。大豆经过研磨之后将汁水与豆渣过滤，然后将汁水煮熟，就制成了我们日常饮用的豆浆。古人亦能享受美味的豆浆，但我国先民究竟从何时开始将豆浆作为日常食品呢？

第一，豆浆最早的文字记载出现于汉代。汉代《盐铁论·散不足》提到"豆饧"，被称为时尚之食，反映了豆浆的流行，也说明豆浆在西汉前期是流行不久的食品。这里的"豆饧"指的是豆面与饧糖，如《说文解字》"饧，饴和馓者也"、《扬子·方言》"饧谓之糖"，都说明，"豆饧"就是甜豆浆。

第二，从战国到秦汉时期出土的许多石转磨主要用途是将农作物磨制成流质物体，如麦浆、米浆、豆浆等。如学者赵梦薇等，结合农作物种植分布提出这种湿磨最有利于磨制大豆，甚至认为早期的转磨并非用于磨粉，而主要是用来磨大豆的观点，并对这一观点进行了系统总结和探讨。据此观点，从战国时期出现湿磨计算，豆浆进入百姓日常生活最迟至汉代也已完成。

豆豆说豆

石磨与豆浆

石磨最早出现在战国时期，当时叫硙，是一种古老的粮食加工工具，依靠上下两扇磨盘的相互摩擦来研磨粮食作物。学者认为，战国石磨的上扇出现的两个半圆形，一个用来加水，一个用来加物料，或均加含水的物料，这是典型研磨豆浆的石磨造型。

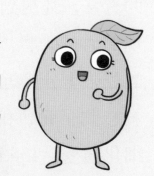

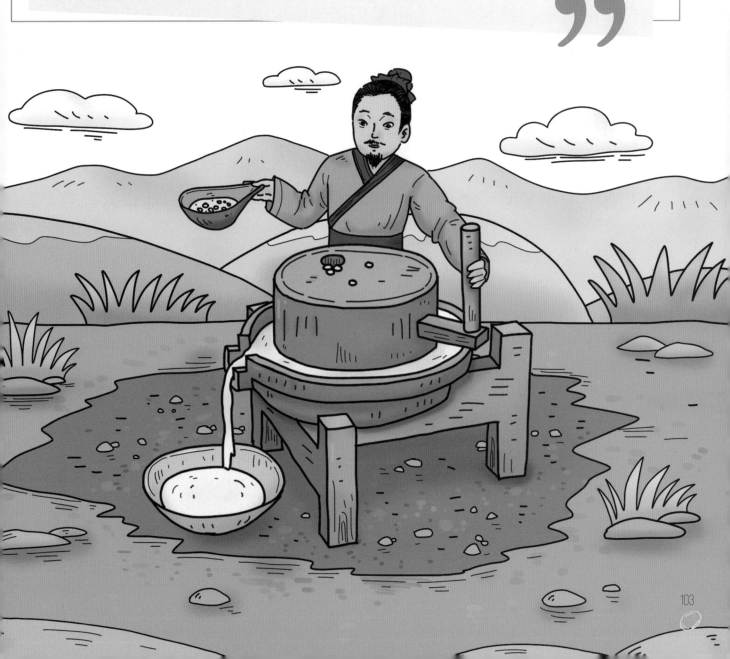

第三，以著名的《七步诗》中记载的"煮豆持作羹，漉菽以为汁"和南北朝时期成书的《齐民要术》记载的"以豆汁洒溲之，令调"，以及葛洪《肘后备急方》中不但记有"水研取浆"的方法，还提到的"小豆汁"和"大豆汁"为代表，作为已经出现的通过研磨、过滤大豆，直接饮用"豆汁"的做法，已与今天的豆浆十分接近。

到了元朝和明朝，豆浆的工艺已经相当成熟，且逐渐向着精细化演变。1365年，明代食疗家韩奕的《易牙遗意》是可查最早提到豆浆的文献，其中称豆浆为"豆腐浆"；1578年，明代李时珍《本草纲目》详细记载了豆浆的制作方法，与现在家庭制作方式非常接近；18世纪街上小贩当街吆喝和售卖豆浆，清代画家姚文瀚有《卖浆图》的画作传世；19世纪，人们已经习惯于端着杯子去豆腐店打一杯热豆浆作为早餐，1866年，法国人保罗在他的一篇法语文章中，曾描述了中国人早餐时拿着杯子去豆腐店买热豆浆饮用的情景。确实如保罗所描绘，长期以来，在中国，豆浆主要是在早餐时段消费，常见场景就是老百姓拿着各种容器到豆

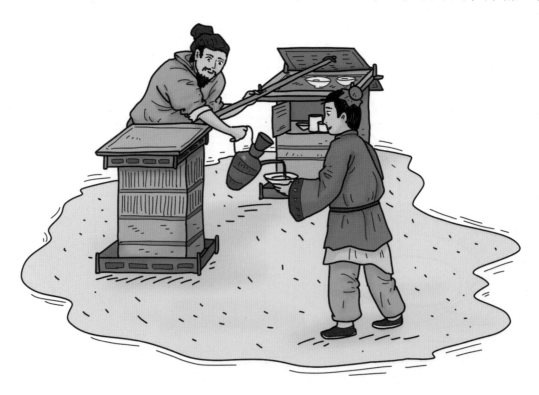

腐店或早点摊门口直接购买豆浆；民国初期，制作豆浆的过程逐渐开始工业化，豆浆被制造商灌装后大量售出。第二次世界大战爆发，紧接着又是中国解放战争，战争导致中国民生和经济饱受重创，百业萧条，中国的豆浆行业也不可避免地发展停滞。20世纪40年代，杨协成等重启豆浆行业，并开启了瓶装豆奶/豆浆，豆浆蓬勃发展起来；90年代中国经济进入快速发展时期，也是豆奶/豆浆行业繁荣壮大的时期。近年来，随着消费者饮食健康意识的提升，作为广受世界消费者欢迎和推崇的健康饮品，豆浆消费升级成为新的风口。

豆豆说豆

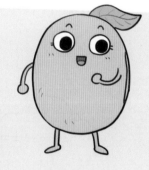

豆浆别名

以《李师师外传》中写的"寅妻既产女而卒，寅以菽浆代乳乳之，得不死"为代表，作为豆浆的别名，"菽浆""豆乳"在豆浆已经广泛流行的宋元时期已经出现。并且，以《大金国志》中"以豆为浆"的记载为代表，在当时的中国，饮用豆浆的风俗已经不限于中原地区。改革开放后，随着欧美国家及日本较为先进的豆浆加工工艺技术及设备开始被介绍和引进到国内，当时的学者在翻译国外技术文章或者与国外进行技术交流的时候，将欧美的产品soymilk（soymilk/soybean milk）及日语"豆乳"翻译成汉语"豆奶"，从这时起，"豆奶""豆乳"一词逐渐变成了豆浆的别名。从行业及标准上来说豆浆、豆奶、豆乳其实是同一种产品，都是大豆经过加水研磨（或是豆粉加水浸提）、加热等加工工艺而制成的液态豆制品。

豆酱的发明和发展 》》

中国人食酱的历史非常悠久。《周礼》《史记》等均记载了周天子嗜酱的相关内容。并且，以孔子说的"不得其酱不食"为代表，千百年来，豆酱在人们的饮食中长期扮演着非常重要的角色。你知道豆酱是谁发明的吗？

传说，春秋时期著名的政治家、经济学家范蠡还没发迹时，给人打工帮厨，饭不好吃就经常剩饭，还不能扔掉，就把剩饭放在灶间藏着，为防止有人看见，便取来黄蒿草遮盖。谁知主人心

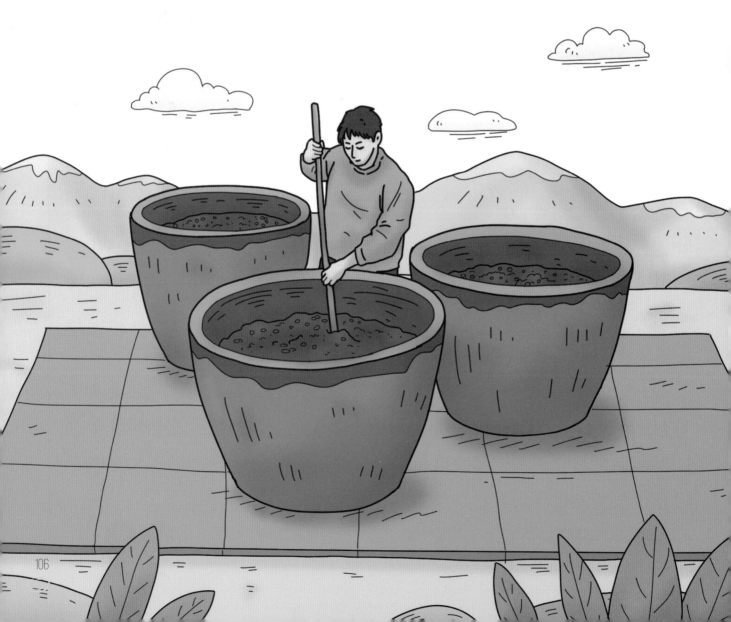

细有察觉，就出个难题，让他把剩饭在十日内变成有用的东西。范蠡没办法，死马当作活马医，翻出剩饭，发现上面都长满了白毛。没办法，拌着盐炒过以后再用水浸泡。期限一到，硬着头皮舀一碗给猪吃。没想到猪来抢着吃，算是蒙对了，变废为宝。就这样缸里的东西泡着，成了酱。战国是"豆饭藿羹"的时代，那时候人们吃的不是大米白面，而是大豆和谷子之类的食物，范蠡晒的只能是大豆饭羹，于是，机缘巧合下，豆酱就这样诞生了。

随着时间的推移，黄豆酱也在不断发展和演变。汉朝时期，人们开始将黄豆酱按照不同的调味方式分类，并且开始使用木棍将黄豆酱压成块状。在唐朝时期，人们开始使用机械来生产黄豆酱，并且将其装在瓶子里。再后来，黄豆酱被遣唐使带回日本，当时日本文献中提到的"未酱"，一般认为就是最初的味噌。到了江户时代，源自中国的豆酱——味噌在日本已经坐稳"国民酱料"的地位，不可动摇。

到了近代，黄豆酱的生产工艺也发生了巨大的变化。人们开始使用蒸汽机械来生产黄豆酱，并且使用现代化的设备来进行烘干和包装。

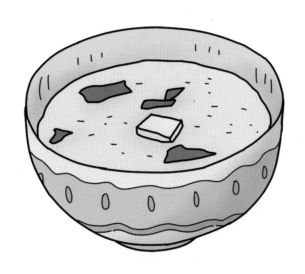

菽香悠远话 大豆

豆豆说豆

豆酱与酱油

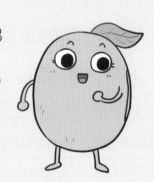

有据可查的是西汉元帝（公元前74—前33年）时有个叫史游写的《急就篇》里，明确记载了豆酱做法，"芜荑盐豉醯酢酱"，这就是正宗的豆酱了，由盐和豆子发酵晒制而成。东汉崔寔在《四民月令》中记载的做豆酱方法（"正月可作诸酱，上旬炒豆，中旬煮之，以碎豆作末都"）已和现代人制作豆酱的方法如出一辙。更值得一提的是，这时崔寔已提到"清酱"，跟今人所用"酱曲"有很深的渊源，也与唐宋时期出现的"酱汁"（即明清时期从酱的母体里独立出来的酱油前身）有很大关系。

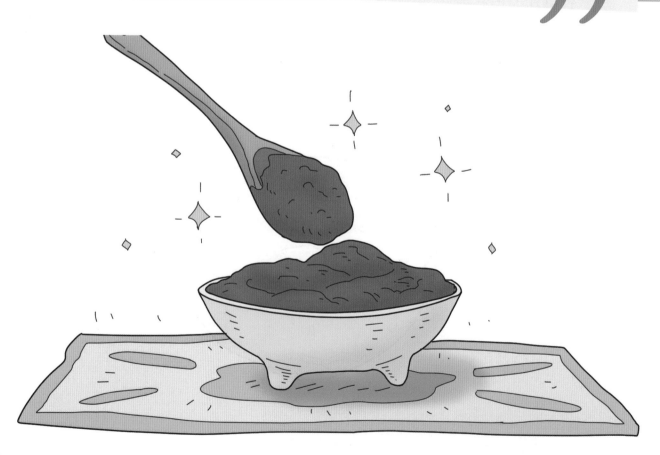

豆芽的发明和发展 》

豆芽，又名巧芽、豆芽菜、如意菜、掐菜、银芽、银针、银苗、芽心、大豆芽、清水豆芽，含有丰富的钙、磷、铁、钾等矿物质元素及多种维生素，抗氧化保健功能显著增强，东方药学巨典《本草纲目》中指出："惟此豆芽白美独异，食后清心养身。"豆芽曾与豆腐、豆浆和豆酱一起，被海外媒体誉为"中国豆制品的四大发明"之一。《神农本草经》称经过干燥处理的豆芽为"大豆黄卷"，列为"中品"，记做法说："造黄卷法，壬癸日（指的是冬末春初之时），以井华水浸黑大豆，候芽长五寸，干之即为黄卷。用时熬过，服食所需也。"

早时豆芽主要用于食疗，豆芽作为素菜食用，较早见于南宋文人林洪的《山家清供》，成书距今也有近千年。有"厨房圣经"之誉的《随园食单》中写道："豆芽柔脆，余颇爱之。炒须熟烂，作料之味才能融洽。可配燕窝，以

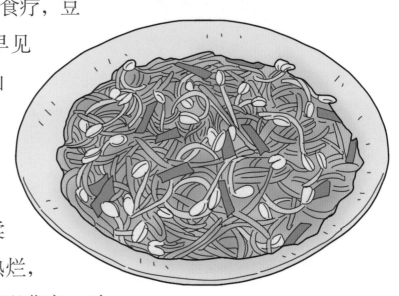

柔配柔，以白配白故也。然以其贱而陪极贵，人多嗤之，不知惟巢由正可陪尧舜耳。"唐末宋初时，芽菜生产技术首先传至日本，后传入新加坡、泰国等东南亚国家。

豆豆说豆

豆芽与郑和下西洋

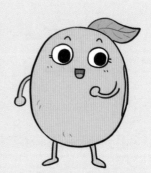

郑和，本姓马，名和，小名三宝，云南昆阳人，他是打开中国到东非航道的第一人，其率船队七下西洋，先后访问了亚洲和非洲的30多个国家。15世纪也是西方大航海时代，坏血病成为西方船员挥之不去的噩梦。可我们东方古国郑和的航海行动，却开展得顺顺利利。七下西洋，完全没听说过谁得了坏血病。

为什么呢？答案是豆芽！

长途航行没蔬菜和水果吃才会得坏血病。郑和七下西洋，每次都在船上储备了大量的豆子。平时没蔬菜时，就叫船员拿水一发，过几天绿油油的豆芽满盆子都是，吃着吃着就不缺维生素了。中国人种豆芽菜的习惯，帮助郑和完成了七下西洋的创举！

郑和船队不仅用豆子发豆芽当菜吃，除此之外还用豆子来防震。郑和船队出访、远航时会带上大量物品，有丝绸、瓷器、茶叶、漆器等。海上颠簸，到达目的地时瓷器大概率会破碎，聪明的船员在瓷器周边放上豆子，淋上水，发出的豆芽就能起到保护瓷器的作用。

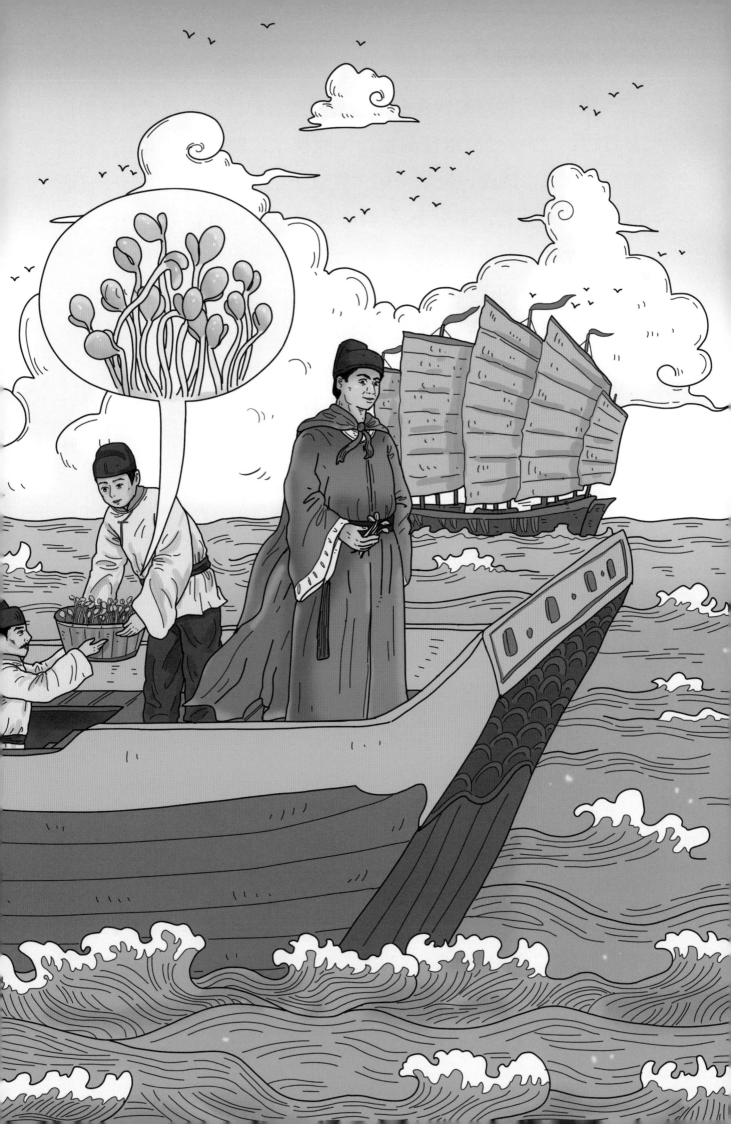

明初韩奕撰写的饮食专书《易牙遗意》详细记载了豆芽的培育过程："将绿豆冷水浸两宿，候涨换水，淘两次，烘干。预扫地洁净，以水洒湿，铺纸一层，置豆于纸上，以盆盖之。一日洒两次水，候芽长，淘去壳。"当今家庭作坊式的豆芽生产仍与古法相差无几。

随着科技的进步和生产技术的不断改进，豆芽的种植和加工也得到了很大的发展。现代化的豆芽种植利用了水培、气墙、灌溉等技术手段，使豆芽的生长更加快速稳定，质量更加优良。同时，豆芽的加工技术也不断提升，深加工产品如豆芽粉、豆芽饼、豆芽汁等也相继面世，极大地丰富了豆芽的使用方式并提升了价值。

豆豆说豆

"如意菜"

自古以来，豆芽在中国人的生活中不仅是易得的美食，而且寄托了对生活的美好期待。据传，乾隆皇帝下江南时，曾在一户农家吃到一种黄澄澄、金灿灿的菜肴。乾隆皇帝当时觉得此菜脆嫩爽口，味道鲜美，问农妇此菜为何菜，农妇不知他是皇帝，就开玩笑地说："此菜形似'如意'，乃'如意菜'也。"乾隆回京后，对"如意菜"念念不忘，但御厨不知"如意菜"是何种蔬菜，就到处询问。后来巧遇江南一位小厮，才知"如意菜"是黄豆芽。古时江南有些地方吃年夜饭时，一盘"如意菜"是必不可少的，以寓来年称心如意。

"东方健康膳食模式" 的无可替代品种 》》

作为植物蛋白中最优质的完全蛋白，以豆腐、豆浆为代表的豆制品是百姓生活离不开的食品，也是集美味、健康、营养、环保、方便等于一身的"好吃无负担"食品和营养健康饮食结构的关键食品，长期以来，豆制品对改善国民饮食结构、提高国民营养和健康水平一直发挥着无可替代的作用。在《中国居民膳食指南（2022）》中，豆制品更被列为"东方健康膳食模式"的无可替代品种。

为什么说豆制品是"东方健康膳食模式"的无可替代品种呢？

首先，国家统计局公布的2004年全国和西部12省（自治区、直辖市）农村居民家庭平均每人主要消费品消费量显示：2004年西部12省（自治区、直辖市）农村居民家庭平均每人豆类及豆制品消费量为3.85千克，而全国的平均值为4.85千克。也就是说，"东方健康膳食模式"的代表区域——中东部19省（自治区、直辖市）2004年农村居民家庭平均每人豆类及豆制品消费量为5.85千克，比西部12省（自治区、直辖市）高52%。

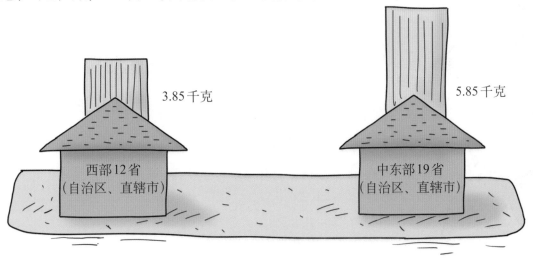

3.85千克

5.85千克

西部12省
（自治区、直辖市）

中东部19省
（自治区、直辖市）

其次，根据中国营养学会开展的《饮食文化和饮食行为》调查研究和中国预防医学科学院营养与食品卫生研究所《中国居民微量营养素摄入的地区分布》调查研究，与华中地区居民膳食存在的"肉类摄入较多，而水果、豆制品、乳制品摄入较低"相比，"东方健康膳食模式"的代表区域（江苏省、浙江省、上海市、安徽省、广东省、福建省、江西省等地），不但"吃新鲜蔬菜、水果较多"，"豆制品的摄入量也较高"。

最后，根据中国食品工业协会豆制品专业委员会统计数据，受饮食习惯、人口密度等因素影响，2021年中国豆制品行业品牌50强企业的等规模企业大多集中在我国的东部、中部及南部地区。其中，仅华东地区就占了总体企业数量的约20%，而这一区域正是"东方健康膳食模式"的核心区域。

综上，不论是从"东部与西部""华中与华东南"的居民饮食统计数据对比，还是从规模豆制品企业的分布占比看，"东方健康膳食模式"的数据采集地，与中国吃豆制品最多的地区是完全重合的；也就是说，作为"东方健康膳食模式"中不可或缺的品类，豆制品不仅种类多样，而且营养与味道各有所长，能满足不同消费者的多元化需求；从"平衡膳食营养，提升健康指数"角度来看，豆制品也是我们日常饮食中亟待提升摄入量的美味健康食品。

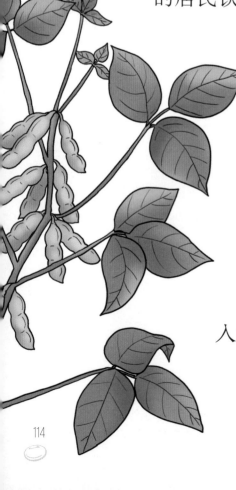

豆豆说豆

"东方健康膳食模式"

"东方健康膳食模式"于2022年4月在《中国居民膳食指南(2022)》中首次亮相,旨在挖掘和传承中国健康饮食文化,是基于国内历史传统和实际现状提出的,更容易在我们日常生活中落实的一种膳食模式。其既强调营养充足丰富,又强调控制疾病发生,"豆制品吃得多"与"整体饮食比较清淡""蔬菜水果吃得多""鱼和水产品吃得多"是这一饮食模式的四大特点。

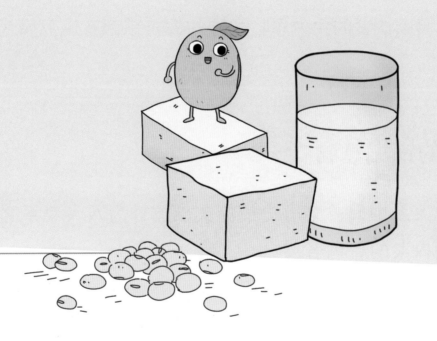

"中华食谱"中的全能选手

作为一种营养丰富又历史悠久的食材，比如鲁菜中的锅塌豆腐、粤菜中的客家酿豆腐、川菜中的麻婆豆腐、湘菜中的组庵豆腐、苏菜中的文思豆腐、闽菜中的莆田焖豆腐、浙菜中的八宝豆腐、徽菜中的徽州毛豆腐……豆制品既可以作为素菜，独挑大梁；还可以和鱼肉禽蛋搭配，使美味与营养加倍；更可以通过加工，做成"超级肉"。可以说，豆制品是"十项全能"的百搭菜！是中国美食里种类最多、分布最广、吃法最多样的食物和健康饮食的生力军！我国八大菜系都有以豆腐为主角的菜品。

鲁菜中的锅塌豆腐

八大菜系中属鲁菜历史最悠久，被誉为八大菜系之首。锅塌豆腐是鲁菜的特色名菜之一。锅塌这种烹饪手法可以做锅塌鱼，也可做锅塌肉，还可做豆腐和蔬菜。豆腐经过调料浸渍，蘸蛋液经油煎，加以鸡汤微火塌制，十分入味。锅塌豆腐呈深黄色，外形整齐，入口鲜香，营养丰富。

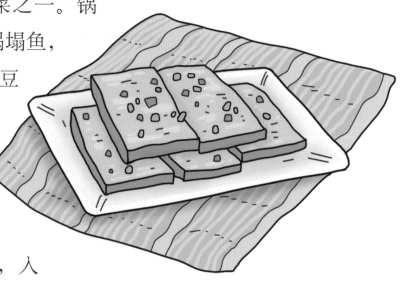

粤菜中的客家酿豆腐

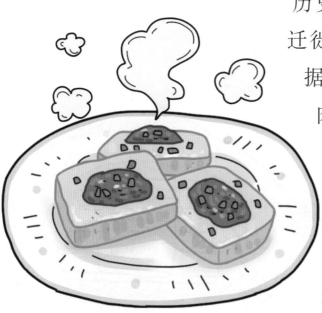

历史记载，客家人历经5次大迁徙才来到梅州腹地。他们根据北方包饺子的方法，以猪肉、蔬菜混合剁成肉酱为馅，以豆腐代替麸皮，中间戳个窟窿，将肉馅嵌入，形似饺子而冠之"酿豆腐"美名，客家酿豆腐香气馥郁、鲜嫩多汁、外焦里嫩。

"酿"在客家话发音中与"让"相同，"腐"则与"富"相同，因此酿豆腐在客家人心中寓意"谦让"和"富裕"，所以逢年过节或有喜事，每家每户的餐桌上都有这道菜。

川菜中的麻婆豆腐

麻婆豆腐的特色在于麻、辣、烫、香、酥、嫩、鲜、活八字，也称之为八字箴言。大名鼎鼎的麻婆豆腐，无人不知无人不晓，是川菜经典菜品。只要有川菜馆，就有麻婆豆腐的身影。相传，清代同治初年，成都市北郊万福桥，开了一家名为"陈兴盛饭铺"的饭店，

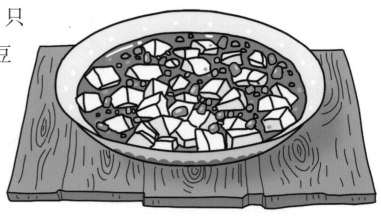

因为饭店老板娘陈刘氏脸上有麻点，人称陈麻婆。她发明的烧豆腐就被称为"陈麻婆豆腐"。

湘菜中的组庵豆腐

组庵菜是湘菜的重要组成部分，在品食湘菜"辣"的特色上，勿忘品味一下湘菜的另一面——组庵豆腐。组庵豆腐是由鸡肉、五花肉、北豆腐、干贝、口蘑等食材精制而成的。制作方法异于常规菜品。虽说肉品配菜丰富，但最后却弃之不用，而是取其汤汁，浇于豆腐上，弃肉而食豆腐。其味鲜美无比，堪称一绝。

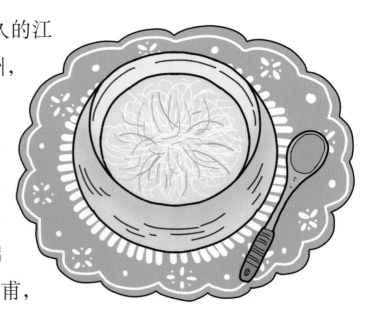

苏菜中的文思豆腐

文思豆腐，是历史悠久的江苏传统名菜，起源于扬州，属于苏菜系的淮扬菜。它选料极严，刀工精细，软嫩清醇，入口即化。是豆腐类菜品中非常讲究刀功与细节的名菜。清人俞樾《茶香室丛钞》："文思字熙甫，工诗，又善为豆腐羹甜浆粥。至今效其法者，谓之文思豆腐。"《调鼎集》上又称文思豆腐为"什锦豆腐羹"。人们常说"食在广州、味在四川、汤在山东、刀在扬州""刀在扬州"的扛鼎之作，就是文思豆腐。

闽菜中的莆田焖豆腐

莆田焖豆腐是闽菜中的名菜。莆田人过年的时候，会将豆腐捏碎，鸡蛋液打匀，香菇、包菜、芹菜、冬笋等切细；爆香蒜头，倒入瘦猪肉、干虾肉、蛏、海蛎、干贝、香菇、包菜、虾米炒一下，加水，煮开后放入豆腐碎，焖煮一会儿，倒入鸡蛋液，再加切芹菜碎，煮开收汁即可。豆腐透着海鲜的清甜、肉味的香气，鲜美松软。

浙菜中的八宝豆腐

八宝豆腐是一道杭州菜，是浙菜名菜。豆腐洁白细嫩，八宝配料飘香，润滑如凝脂，滋味鲜美。采用优质黄豆做成的嫩豆腐，加肉末、火腿末、香菇末、

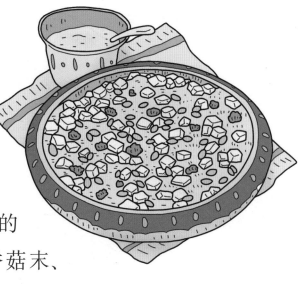

蘑菇末、松仁末，用鸡汤烩煮成羹状，康熙皇帝品尝后，感到豆腐绝嫩，口味鲜美异常，对这道菜赞不绝口。乾隆时期，八宝豆腐已传到尚书徐干学门生楼村姓王的外甥孟亭太守，八宝豆腐因而又称"王太守八宝豆腐"，并流传于北京和浙江地区，闻名遐迩。新中国成立后，杭州的名厨根据史书记载，对八宝豆腐进行研究仿制，发展成富有特色的杭州名菜。

徽菜中的徽州毛豆腐

在古代徽州（即徽州府，辖境包括今黄山市除黄山区以外区域、宣城市绩溪县及江西上饶市婺源县），流传着这么几句谚语，"徽州第一怪，豆腐长毛上等菜""徽州毛豆腐，打个巴掌也不吐"。徽州毛豆腐，是安徽省黄山市的传统名菜，也称黄山毛豆腐。以豆腐为主要食材，是通过人工发酵法，使豆腐表面生长出一层白色茸毛，再配以烹调辅料加工而成的菜肴。上桌时以辣椒酱佐食，鲜醇爽口，芳香诱人，并且有开胃作用，徽州毛豆腐制作工艺也入选安徽省第6批省级非物质文化遗产。

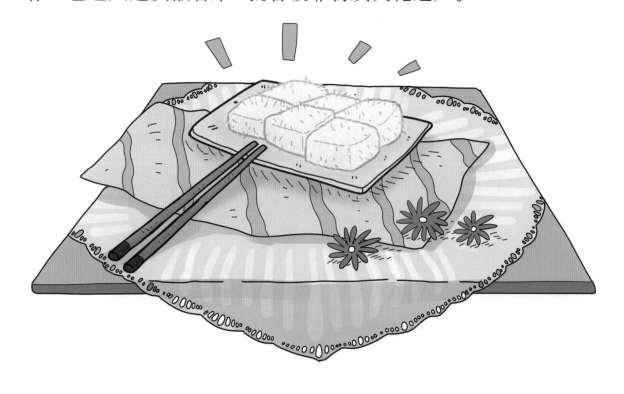

豆豆说豆

有中国人的地方就有豆腐

中国人都偏爱吃豆腐，用豆腐做汤做菜，配荤配素，无不适宜。它不仅演化出丰富的豆腐制品，而且在烹饪中也显现出极强的可塑性，已然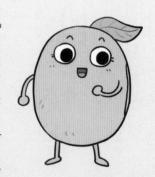成为中国元素和民间至味的代表食物，在中国餐饮中的地位无可取代，素有"国菜"之誉，更形成了"有中国人的地方就有豆腐"这一流行在世界餐饮领域的共识。对于中国人来说，从有记忆开始，豆腐就一直是停留在舌尖上的美味。走遍千山万水，就算吃过许多山珍海味，最让中国人难以忘却的，还是那盘柔软绵韧、肉质细滑、清香诱人的属于故乡的家常豆腐。

世界各地的大豆饮食

基于大豆食品的健康益处，世界各国的膳食指南都将大豆食品列为健康饮食的重要组成部分。不仅中国，在韩国、日本、泰国、越南等地以至于全世界，以豆腐为代表的大豆饮食都是受大众欢迎的健康美食。世界各国的大豆饮食有何异同呢?

日本的大豆饮食

在日本，豆腐又被称为"长寿食"，是因为常常食用豆腐做的"精进料理"（素食）的僧侣们和有吃豆腐习惯地方的人，大部分都很长寿。日本常见的有木棉豆腐、绢豆腐、冻豆腐、炸豆腐等。木棉豆腐偏硬，而绢豆

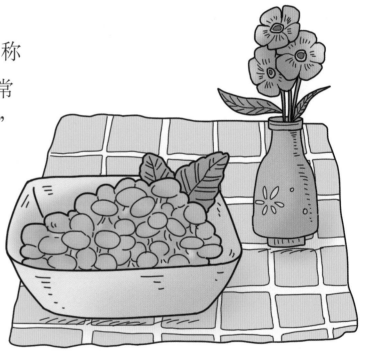

腐相比之下显得软嫩无比。日本人很讲究做豆腐的水，在他们看来，水是"豆腐的生命"，软水被认为是最适合做豆腐的水。拥有优质水源的京都生产出来的豆腐被认为是日本最好吃的豆腐。而除了种类繁多的豆腐之外，还有纳豆、味噌、豆乳、大豆肉等豆制品。其中，以纳豆、味噌最有代表性。

味噌：又称面豉酱，以黄豆为主原料，加入盐及不同的种麹（如米曲、小麦）发酵而成。按颜色分为"赤味噌""浅色味噌"和"白味噌"，按味道分为"甘味噌""甘口味噌""辛口味噌"。在日式早餐中，一碗热腾腾的味噌汤，暖心暖胃，是开启美好一天的常备菜单。

纳豆：始于中国的豆豉，日本也曾称纳豆为"豉"。由黄豆通过纳豆菌（枯草杆菌）发酵制成，呈黏稠丝状，气味较臭，味道微甜，一般是将葱或其他佐料、以酱油为主的调料以及鸡蛋等食材混合在一起，然后充分搅拌来增加"纳豆"的黏性，再放在热米饭上当早餐食用，尤其在日本的东部地区被当作日常早餐的必选项。

印度的大豆饮食

在印度，吃豆腐的历史并不长，但豆腐口味清淡，所以在印度很受欢迎。走在印度街头，有很多售卖豆腐的小摊贩，他们首先把豆腐切成小块，然后再放入油锅中油炸，然后盛出来以后加上咖喱酱汁，此即"豆腐玛莎拉"。另外，在印度当地，还有一种历史更长的大豆食品——大豆咖喱。

作为最受印度人喜欢的美食之一，在一大铝锅中，印度人会依次倒入西红柿、土豆和数十种调料，接着会用另一口大锅蒸50斤表面都已经发芽了的大豆，之后，再通过把这些表面发芽的大豆和前面的调料咖喱混合、搅拌，印度人钟爱的大豆咖喱就做成了。吃的时候，印度人会直接从大锅里舀，通常印度人会用它配着面包和煎饼来吃。

东南亚大豆饮食

在东南亚的大豆饮食中，以印度尼西亚的天贝，泰国的豆浆、马来西亚的甜豆花和越南的梦豆腐最具代表性。

天贝，英语名Tempeh，汉语又译为丹贝、天培，源于东南亚岛国，是一种天然发酵豆制品。传说天贝的菌种是华人下南洋随豆豉带去的，在特殊的气候条件与发酵工艺演化，形成了天贝这种独特的食品。其易于烹饪，是一种百搭食材。蒸、煮、烤、炸、炒等不同的做法都可以呈现天贝的美味。在印度尼西亚，尤其是爪哇岛居民几乎每日都食用它，它最常见的食用方法是生食。人们一般在天贝还新鲜未冷藏冷冻的时候生食，切片、蘸上酱料，这是最简单营养的吃法。

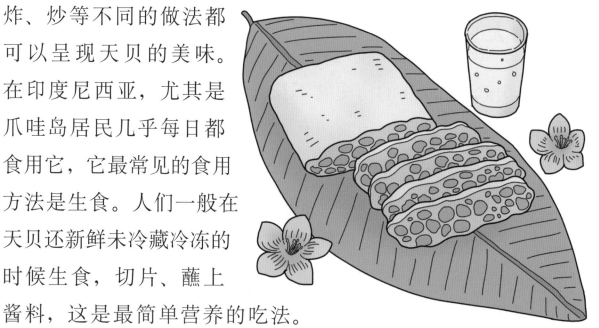

除此之外，日常在家做菜的时候，人们有时也用天贝来做三明治、沙拉，或将其剁碎来取代肉末和蔬菜一起翻炒，还会像做牛排一样将其煎烤。

泰式豆浆，作为一种源自中国，融合泰式饮食的大豆风味饮品，泰国人会在豆浆中添加黑芝麻、绿豆、红枣、玉米粒、西米露、凉粉块等各种各样的食材，加工成不同口味的加料豆浆，比如酸甜咸鲜的棕榈果豆浆、嚼起来滋滋作响的罗勒籽豆浆、浸泡后更加香糯的红豆豆浆、有一种淡淡药味的薏米豆浆、喝起来充满情趣的抹茶粉豆浆等，添加了这些佐食配料以后，口感的变化使唇齿之间平添了更多回味。正是因为散装豆浆的口味变幻莫测，目前已成为游客赴泰国必尝的美食之一。

马式甜豆花，作为在马来西亚尤其是吉隆坡老少咸宜的传统甜点之一，马来西亚的豆花最大的特色，就是以甜口为主，加入了很多当地水果作为配料，比如加入榴莲和豆花做的榴莲味豆花，加入煎蕊、黑糖和豆花做的道地南洋味豆花，加入红豆、花生和豆花做的红豆花生豆花，乃至冷豆花、豆花布丁挞等，是马来西亚华侨和当地人常吃的特色甜品。不光是早餐时段，甜豆花在午、晚餐时段都非常受欢迎。

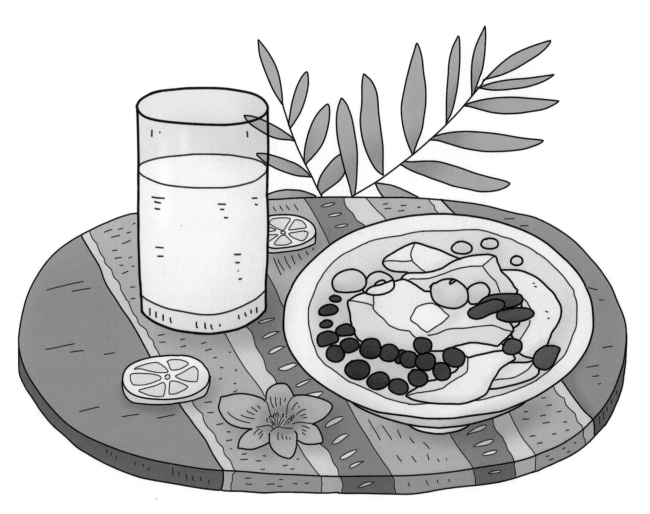

越南梦豆腐，又称河内梦豆腐，是河内市饮食文化不可缺少的美味佳肴。制作豆腐的方法和我国差不多，但对做豆腐的大豆产地有明确要求，必须是越南高平省、宣光省沾化县、清化省马江等地的黄豆。豆腐做出后，最常见的吃法有两种，一种是趁热蘸着虾酱或蒜末鱼露蘸料吃；另一种是做成香脆的炸豆腐，和香菜一起搭配着米饭或米线吃，如做成虾酱豆腐米线。

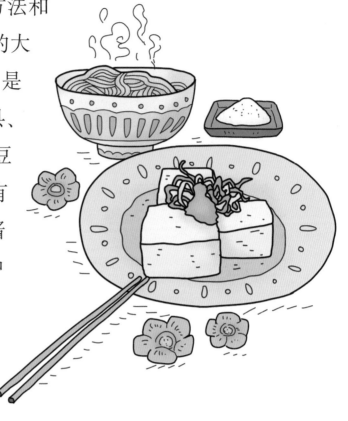

欧美国家的大豆饮食

在欧美国家饮食中，除了对各地饮食风俗习惯而演化产生的各种豆腐、豆奶，随着大豆加工提取技术的进步，以大豆素肉、豆乳冰淇淋等为代表，美味、方便、时尚的创新大豆蛋白产品不断被开发出来，人们对豆制品的概念已不再局限于豆腐、豆奶上，只要添加进大豆蛋白这一营养素，果汁、奶酪、奶昔、汉堡包……任何人们能想象到的食品都可以成为豆制食品。比如：

在德国，除了按照西方人口味研发的硬豆腐（很硬，像砖块一样），添加菠菜、西红柿、甜椒、罗勒、野韭菜甚至添加咖喱粉和巧克力粉等材料的混合豆腐，需要用水泡发才可以做汤或炒菜的"大豆肉排"，以及加钙或加Omega-3脂肪酸的豆浆等，在德国超市，还可以看到不少掺有大豆原料的素食品，它们是与面粉或其他佐料混合而成的，如长长的素肠、薄薄的素火腿片、圆圆的素肉饼，还有球状的素丸子、条状的素肉排、打卤用的素碎肉、各种泥状的素涂料等。它们常跟香肠和奶酪制品放在一起，但包装上的德语说明上，通常写的都是大豆食品。

这些经过改良的西式豆腐，其吃法跟中国不一样。比如硬豆腐块，欧美国家的人们会将其切成片，用小火煎一煎，放在面包片上再洒点盐吃；素碎肉，他们会把它加热后，浇到意大利面条上，拌上番茄酱吃；而素肉排通常则会跟蔬菜混炒；薄薄的素火腿片会放在面包上直接吃；素肠、素丸子等会就着米饭、面包、土豆地瓜吃……这些经过改变的豆制品，已经完全融入德国人的饮食日常。

在美国，美国人称豆腐为"中国奶酪"。但他们不会弄什么糖醋金铂、过桥豆腐、金丝裹脆丸、雷家豆腐圆子等数以百计的豆腐菜。美国人对于豆腐最常见的吃法就是将豆腐捣碎，拌在生的蔬菜里，再浇上橄榄油等调料直接吃。少数会动脑筋的人们，

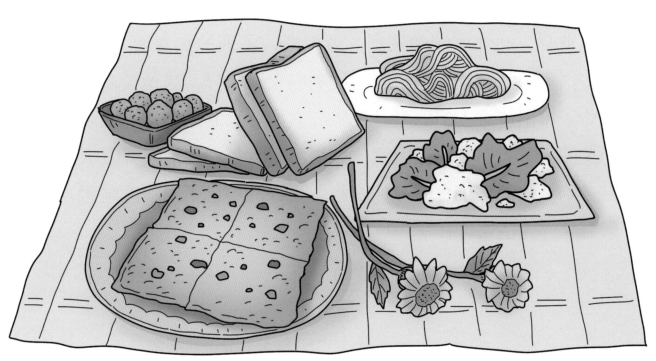

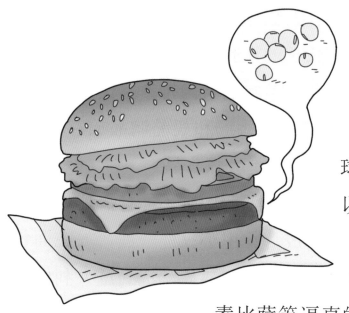

会到超市买包麻婆豆腐的调料，回家自己做一个四川特色豆腐。

而除了豆腐和风靡全球的各式中国豆制品菜肴，以纯豆奶和各种调味豆奶，以及大豆蛋白做成的素食汉堡、素食热狗、素培根、素比萨等逼真的仿荤素食为代表，大豆食品已经普及到美国各个阶层的饮食结构中，甚至很多保健品也都是大豆做的，比如大豆卵磷脂、大豆营养蛋白粉等，健身狂人们每天举完铁必喝的蛋白粉中，就有大豆制成的营养精华。可以说，在美国人的饮食习惯中，随着更契合美国饮食习惯的大豆素肉、豆奶、大豆酸奶、大豆奶酪、大豆奶油等大豆植物基食品的应用被开发出来，大豆食品已经成为美国人日常饮食不可缺少的副食品之一，甚至从百姓主食、超市零食到顶级餐厅精心烹饪的招牌菜中，以大豆为原料的食品和菜肴也开始"唱主角"。

此外，比如欧洲的法国、俄罗斯，美洲的加拿大、巴西等，这些国家的大豆饮食均与德国和美国大同小异，当地人吃的豆制品除了中国传过去的豆腐、豆浆、素肉等豆制品，均有入乡随俗创造的大豆蛋白制品、大豆仿肉制品、大豆粉、能量棒及大豆甜点、奶酪和大豆小食品等，这些大豆食品均已不同程度地融入各国百姓的生活饮食日常。

豆豆说豆

豆食品已是世界各国健康饮食的重要组成部分

《中国居民膳食指南科学研究报告（2021年）》显示，在世界95个国家（地区）膳食指南的指导准则中，豆类作为关键词出现的频率达50次。在世界各国的膳食指南中，不但将大豆列为健康饮食的重要组成部分，更有美国等多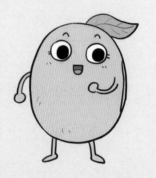个国家的膳食指南与食品法规，将营养强化型的豆奶或大豆酸奶与乳制品归为同一食物组，强调可与牛奶相互替代。并且，到目前为止，全球已经有14个国家批准大豆食品健康声称的标识，分别是：中国（2023年）、加拿大（2015年）、印度（2013年）、哥伦比亚（2008年）、智利（2006年）、马来西亚（2006年）、土耳其（2006年）、韩国（2005年）、印度尼西亚（2005年）、巴西（2005年）、菲律宾（2004年）、南非（2002年）、美国（1999年）、日本（1996年）。

中国豆腐文化的精神内涵

豆腐文化不仅是中国传统文化的重要组成部分，也是人类文明和世界饮食文化的重要推动力量。在我国大力提升国家文化软实力、建设文化强国的总体目标要求下，深入探讨中国豆腐文化的传播与译介具有深刻的现实意义和文化意义。中国豆腐文化有哪些闪光之处呢？

创新精神

豆腐的发明是古人智慧、创新的结果，是我国先人对世界食品的一大贡献，被称为"20世纪全世界之大工艺"。古人能把一颗大豆种子中的蛋白质用加水研磨的方法提取出来，然后加入天然的石膏或盐卤变成豆腐。这个过程既包含有物理过程，又有化学变化，即便是放到现在的食品加工业，也可谓创举。其次，从制作工艺和产品方面来说，从单一的豆腐到现在琳琅满目的豆制品矩阵，可以说"豆腐之法，代代匠人创新不止"。

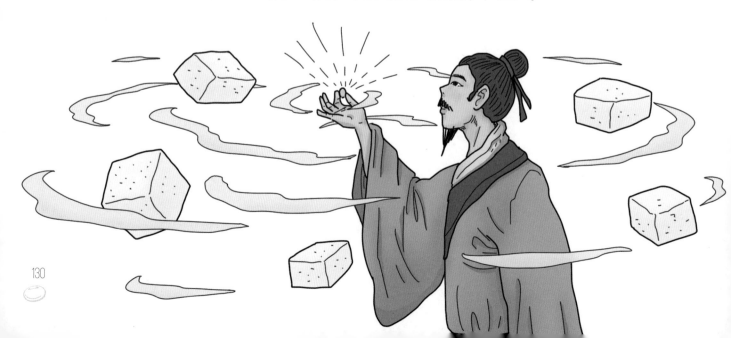

渗透、融合的包容精神

豆腐是一款既能作为主菜又可作为配菜，能够和任何菜肴搭配，却不改变其它菜肴风味，与任何食材搭配都不会喧宾夺主，破坏其主味，同时也能保留自己的本味的食品。豆腐传播到各个地方，都可与当地食品搭配，总能相得益彰、珠联璧合，可以说"甘而不哝，酸而不爽，咸而不减，辛而不烈，淡而不薄，肥而不腻"。比如搭配鱼肉，得其鲜美；搭配果蔬，得其清爽。豆腐蕴含的渗透、融合的包容精神，折射出为人处世的人生哲学。

清白为人的精神

"小葱拌豆腐——一清二白"，"方方正正、清清白白是豆腐"，豆腐寓意清白、朴素大方，可谓清正、廉明。如中央八项规定令行禁止，2017年，求是网、光明

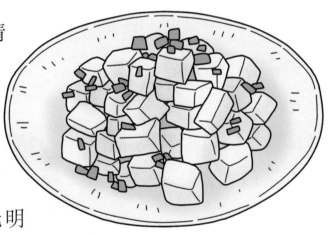

网刊载的组织部门人员创作的《党员干部当俱"豆腐功"》，可以说真切地讲明了豆腐文化中清白廉明的时代意义。

勤劳吃苦的精神

自古以做豆腐为营生的人们是非常辛苦的，俗话说"世上有三苦，打铁、撑船、磨豆腐"，只有勤劳、能吃苦的人，才能干

豆腐营生。比如泡豆，时间要算准，时间不够，豆没有泡开，或者泡豆时间太长，泡过头了，都做不好豆腐。因此做豆腐生意的，必须半夜准时起来磨豆，晚上是睡不了整觉的。豆腐是天然的高营养食品，古时由于没有冷藏设施，当天做出的豆腐必须当天卖完，否则会发酸变质，所以，做豆腐生意的人，必须天天生产，全年没有休息日。由于做豆腐需要勤劳吃苦的精神，又需要掌握一定的技艺，我国北方的许多地区都称豆腐从行业者为"豆腐匠"。能称上"匠人"者，是有手艺在身的人。要想学手艺，不吃苦不行，不勤奋也不行。

诚信专注的精神

自古豆腐是按块卖的，足斤足两、童叟无欺，这种顾客对买主信任的买卖方式，只有豆腐行业有，这是豆腐业主长期用诚信经营换来的。华为掌门人任正非曾在《新闻联播》中介绍他的"磨豆腐理论"，得到了很多企业家的认同和点赞。他说："一个人一辈子能做成一件事，已经很不简单了，为什么？中国有13亿人民，我们这几个把'豆腐'磨好，磨成'好豆腐'，你那几个企业好好地去'发豆芽'，把'豆芽'做好！我们13亿人每个人做好一件事，拼起来我们就是伟大的祖国呀！"其实，任正非谈的正是豆腐文化中的诚信与专注精神。

磨豆腐理论

与时俱进的精神

豆腐文化是人们在豆制品的生产和消费过程中形成的，包括种植、制作、买卖、烹饪、礼俗等在内独具人文特色的活体文化。与时俱进，是扎根在豆腐深处的文化底色。千百年来，可以说，每一次豆腐生产技术与装备的改变，都契合了几乎每个时代生产力的进步与变革；而豆腐产品与食用方法的创新，每一次也都走在了饮食风潮的前沿。"苟日新，日日新，又日新"，正是这种与时俱进的精神，不但使豆腐饮食走过历史的长河，历久弥新，更让豆腐文化雄踞饮食文化前列，熠熠生辉！

豆豆说豆

豆腐文化的现实意义

作为一种古老的饮食，豆腐有着丰富的文化内涵和社会功能。它承载着人们的历史记忆，反映了人们的思想情感，其不仅蕴含着朴素的宗教思想，折射出民族精神，体现了人们对"和"的追求，而且在规范社会道德、促进文化认同，推动文化产业繁荣等方面发挥着重要作用。虽然各个区域之间豆腐文化的具体内容不尽相同，但是在文化的象征意义与社会价值上却有诸多相似之处，这是挖掘豆腐文化内涵现实意义的基础。

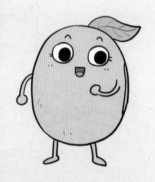

舌尖上的非遗与豆腐节庆

距今已有2000多年历史的豆腐和豆制品，是华夏大地上极其常见的食材，它不仅含有丰富的优质蛋白，素有"植物肉"之美称，还很健康、易消化、营养吸收率高，所以大江南北到处都有着各自不同的豆腐制作工艺；同时豆腐在料理界又有着极其重要的地位，无论是八大菜系还是四大菜系，招牌菜里都不乏以豆腐为原材料的菜品，例如川菜里的麻婆豆腐、淮扬菜里的大煮干丝、客家菜里的酿豆腐……所以，一边承载着美食文化，一边传承着制作工艺，让豆腐及相关豆制品集多项非物质文化遗产于一身，是中华美食里的非物质文化遗产大户，更因此衍生出了众多的豆腐节庆。

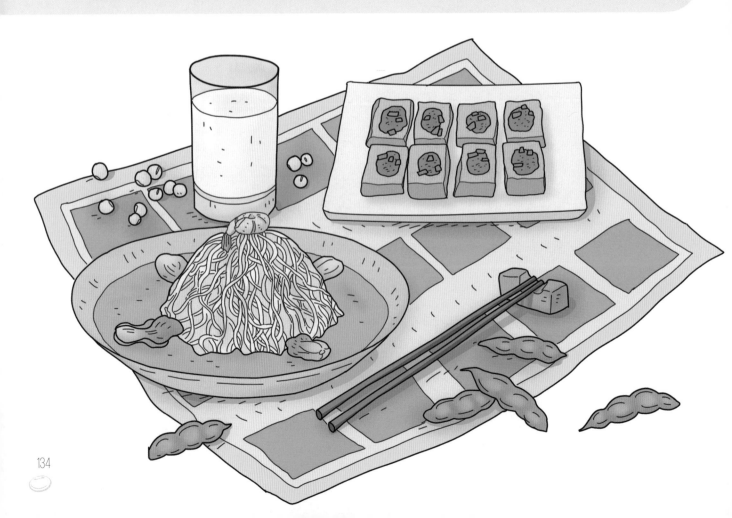

中外豆腐节庆名录（不完全统计）

豆腐始祖诞辰：每年9月15日

中国豆腐文化节：每年9月中旬，地点在安徽省淮南市

水南腐竹节：一般在1月5日（日期不固定），地点在江西省吉安市吉水县

佛冈豆腐节：一般在2月13日（日期不固定），地点在广东省清远市佛冈县

大地豆花节：一般在3月20日（日期不固定），地点在四川省成都市

牟定豆腐赛：一般在4月20日（日期不固定），地点在云南省楚雄彝族自治州牟定县

前童豆腐节：一般在4月28日（日期不固定），地点在浙江省宁波市宁海县

吕田豆腐节：一般在4月29日（日期不固定），地点在广东省广州市从化区

得撒豆腐节：一般在5月1日（日期不固定），地点在江苏省句容市

仁桥豆腐节：一般在6月2日（日期不固定），地点在江苏省南通市海安高新区

罗埠豆腐节：一般在7月4日（日期不固定），地点在浙江省金华市婺城区

剑阁豆腐节：一般在8月11日（日期不固定），地点在四川省广元市剑阁县

洛杉矶豆腐节：每年8月15日（日期不固定），在美国洛杉矶市

西坝豆腐节：一般在9月12日（日期不固定），地点在四川省乐山市五通桥区

富顺豆花节：一般在9月30日（日期不固定），地点在四川省自贡市富顺县

诗茶豆腐节：一般在10月3日（日期不固定），地点在山东省日照市东港区

垫江豆花节：一般在10月13日（日期不固定），地点在重庆市垫江县

南溪豆干文化节：一般在10月28日（日期不固定），地点在四川省宜宾市南溪区

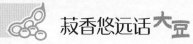

七步场豆腐节：一般在11月8日（日期不固定），地点在云南省昆明市呈贡区

马金豆腐节：一般在11月17日（日期不固定），地点在浙江省衢州市开化县

沙河豆腐节：一般在12月3日（日期不固定），地点在四川省宜宾市高县

呈贡豆腐节：一般在12月8日（日期不固定），地点在云南省昆明市呈贡区

大布腐竹节：一般在12月18日（日期不固定），地点在广东省韶关市乳源县

坪朗豆腐节：一般在12月19日（日期不固定），地点在湖南省湘西土家族苗族自治州吉首市

豆豆说豆

"豆腐节庆已成为助力地方经济发展的支点之一

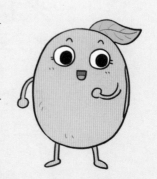

自21世纪以来，经过近20年的发展，在新冠肺炎疫情暴发以前，全国各地举办的以豆制品为主题的文化节有近40个，平均每个省份（含直辖市）1个以上。以豆腐为载体的节庆活动已成为推动地方经济和社会发展的一个支点，也为提升豆食影响力和地方经济增长发挥了一定的积极作用。但总体而言，除了每年在中国国际大豆食品加工技术及设备展览会（SPEE）期间举办的中国大豆食品节等专业豆制品节庆活动，大多数豆制品节庆活动仍处于发展初期。未来，豆腐节庆作为推动产业发展与地方特色经济的载体，将在"产业主导、政府支持、企业参与、市场运作"的前提下，在助力县域经济发展、推动乡村振兴的同时，成为推动优秀地方特色豆制品及行业优秀豆制品深入消费者心里，扩大和提升消费者的消费频率，推动豆制品产业再上新台阶的重要手段。**"**

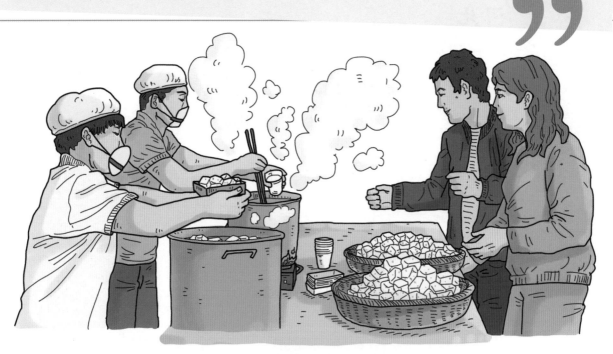

全国非遗豆腐名录（不完全统计）

北京
永宁豆腐——北京·延庆

天津
天津老豆腐——天津·红桥

内蒙古
托县豆腐——内蒙古·呼和浩特·托克托

黑龙江
漠河豆腐——黑龙江·大兴安岭·漠河

山西
临县豆腐——山西·吕梁·临县
偏关豆腐——山西·忻州·偏关
繁峙豆腐——山西·忻州·繁峙

河北
涞源豆腐——河北·保定·涞源
平山古月豆腐——河北·石家庄·平山

山东
邹平酸浆豆腐——山东·滨州·邹平
泰安豆腐——山东·泰安·宁阳
龙山水豆腐——山东·济南·章丘
西董豆腐——山东·滨州·邹平

河南

栾川豆腐——河南·洛阳·栾川

洧川豆腐——河南·开封·尉氏

石象豆腐——河南·许昌·长葛

陕西

甘泉豆腐——陕西·延安·甘泉

洛南豆腐——陕西·商洛·洛南

榆林豆腐——陕西·榆林·榆阳

白水豆腐——陕西·渭南·白水

九泉豆腐——陕西·商洛·洛南

湖北

太子豆腐——湖北·黄石·阳新

石牌豆腐——湖北·荆门·钟祥

襄阳豆腐——湖北·襄阳·樊城

黄陂豆腐——湖北·武汉·黄陂

黄州豆腐——湖北·黄冈·黄州

安徽

八公山豆腐——安徽·淮南·八公山

三河水豆腐——安徽·合肥·肥西

淮南豆腐——安徽·淮南·八公山

葛公豆腐——安徽·池州·东至

浙江

白水洋豆腐——浙江·台州

马金豆腐——浙江·衢州·开化

湖南

攸县豆腐——湖南·株洲·攸县

富田桥豆腐——湖南·娄底·涟源

佘田桥豆腐——湖南·邵阳·邵东

白沙豆腐——湖南·长沙·浏阳

新田醋水豆腐——湖南·永州·新田

江西

上清豆腐——江西·鹰潭·贵溪

崇义黄姜豆腐——江西·赣州·崇义

福建

永安大湖豆腐——福建·三明·永安

四川

沙河豆腐——四川·宜宾·高县

河舒豆腐——四川·南充·蓬安

罗泉豆腐——四川·内江·资中

剑门关豆腐——四川·广元·剑阁

重庆

活水豆腐——重庆·长寿

云南

石屏豆腐——云南·红河州·石屏

祥云天马豆腐——云南大理·祥云

七步场豆腐——云南·昆明·呈贡

倘塘黄豆腐——云南·曲靖·宣威

广西

马山豆腐——广西·南宁·马山

广东

砣子豆腐——广东·梅州·梅县

山塘豆腐——广东·清远·连州

台湾

深坑豆腐——台湾·新北

豆豆说豆

国家地理标志产品

国家地理标志产品，是指以国家知识产权局认定的地理标志为对象，对国内地理标志保护起示范、引领、推广作用的产品。而地理标志产品，则是指产自特定地域，所具有的质量、声誉或其他特性本质上取决于该产地的自然因素和人文因素，经审核批准以地理名称进行命名的产品。

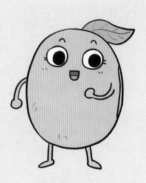

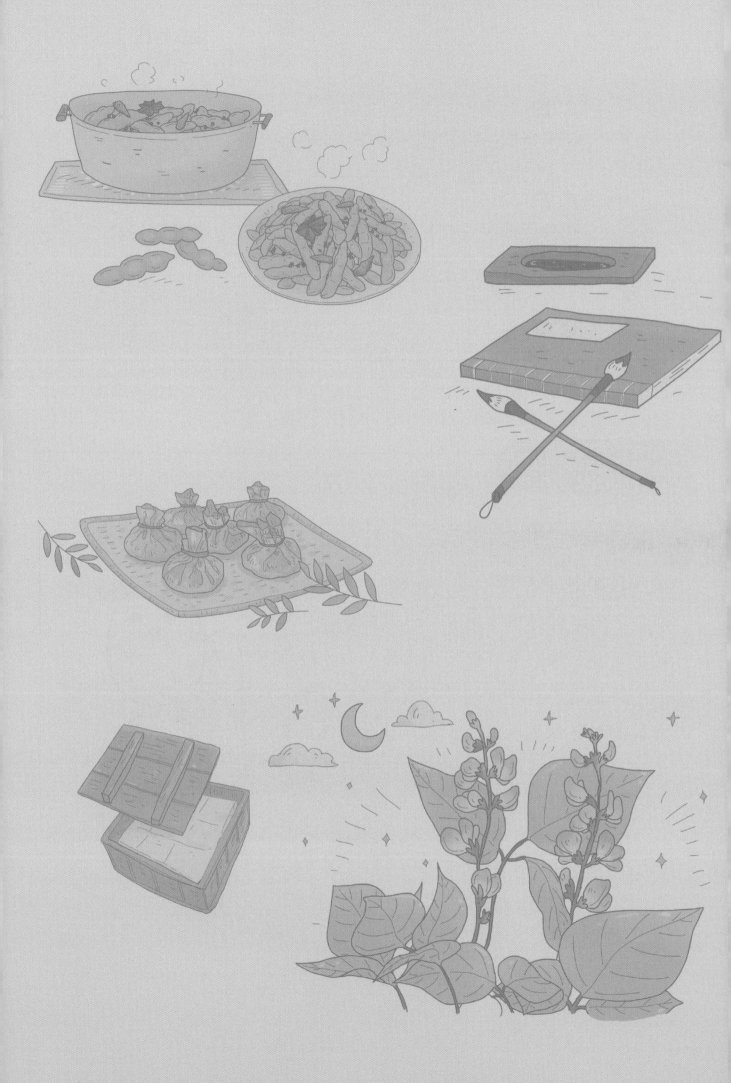

菽水长歌

大豆明明不是豆类中最大的豆子，为什么叫大豆？

汉语中有多少有关"豆"的成语和俗语呢？

你知道四大名著中的豆和豆制品吗？

写《聊斋志异》的蒲松龄是怎样种植大豆的呢？

一代文宗苏轼留下了什么样的豆腐名菜？

孙中山为什么要倡导国人吃豆腐？

或许，读完下面的这些故事，您会对大豆和豆制品的人文价值产生新解。

说文解字 "豆"

中国最早的"豆"字并不指代今天的豆类，而是指器皿，大多是陶制的，也有木制、漆制和青铜制品。今天的大豆古时称为"菽"，在商代甲骨文上就有关于"菽"的记载。作为豆类植物的总称，"菽"字左下方的'尗'正是豆类植物成熟时所结豆荚的形象摹画。《春秋·考异邮》："菽者稼最强。古谓之尗，汉谓之豆，今字作菽。菽者，众豆之总名。然大豆曰菽，豆苗曰藿，小豆则曰荅。"这也是大豆明明不是豆类中个头最大的豆子却称"大豆"的原因。

那么，从"菽"到"豆"，是怎样演变的，"豆"和"菽"有何历史渊源呢？

汉代许慎在《说文解字》中说："豆，古食肉器也。从口，象形，凡豆之属皆从豆。"从这段记述可以看出，"豆"的古意为放置用来食用肉的器皿。此外，从甲骨文的"豆"字入手，从其字形上看，整体上像隋以后的高足盘，上面一横可以看成是盘的盖子，中间部分是镂空用于装置食物的部分，而最下部分则是支撑盘的脚部和底部。

此外，从"豆"字在古代的演化来说，"豆"在新石器晚期开始出现，盛行于商周。早期多陶制，后有青铜制或竹、木质涂漆制作成的漆器，是祭祀时盛装祭品的礼器，如《礼记·乐记》记载的"簠簋俎豆，制度文章，礼之器也"。并且根据"豆"中呈放的内容不同，还演化出了多个字。比如

双手捧着盛有"米"的食容器——豆为𥪉（𥫳或𥫕或𥫔）；

手中捧着装有"肉"的食容器——豆为𥯤（𥭼或𥯀）；

由此也可看出古时人们会把盛装荤素食物的食容器——豆进行明确的区分。

夏商时期，人们吃饭并不会主动放调料，而是类似现在的火锅，煮熟后蘸酱料。而这种名为"豆"的青铜器具就是用来放蘸料的，或许就是现在盘子的前身。由于"菽"是蘸料食豆必需的食器，又由于"豆"和"菽"两字在古代读音相近，且作为果实的"菽"与容器"豆"都具有滚圆的外表，因此，"菽"所结果实被称为"荳"，上有"艹"以作区别，现代汉字统一写作"豆"反而无法有效区分。所以秦汉后，随着时间推移，豆改变的不仅仅是外形，含义也发生了转折，从这一时期开始，"豆"字逐渐代替了"菽"字，用来表示农作物中的大豆了。

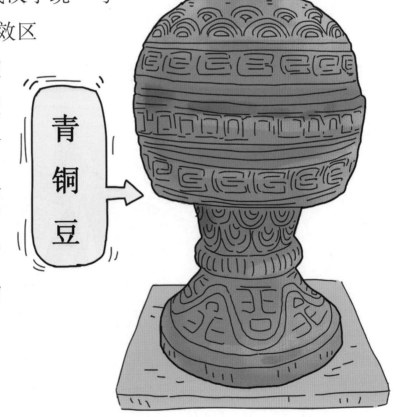

青铜豆

豆豆说豆

"黄豆"一词在汉代就出现了

近来考古发现,以汉灵帝熹平二年（173年）《张叔敬瓦缶丹书》中提到的"黄豆瓜子"和曹操墓出土的"黄豆二升"石牌为代表,说明继"大豆"之后,"黄豆"一词起码在东汉末年就出现了。这比人们根据《开元占经》《酉阳杂俎》等书推测的"黄豆"一词出现于唐代,整整提前了600多年。

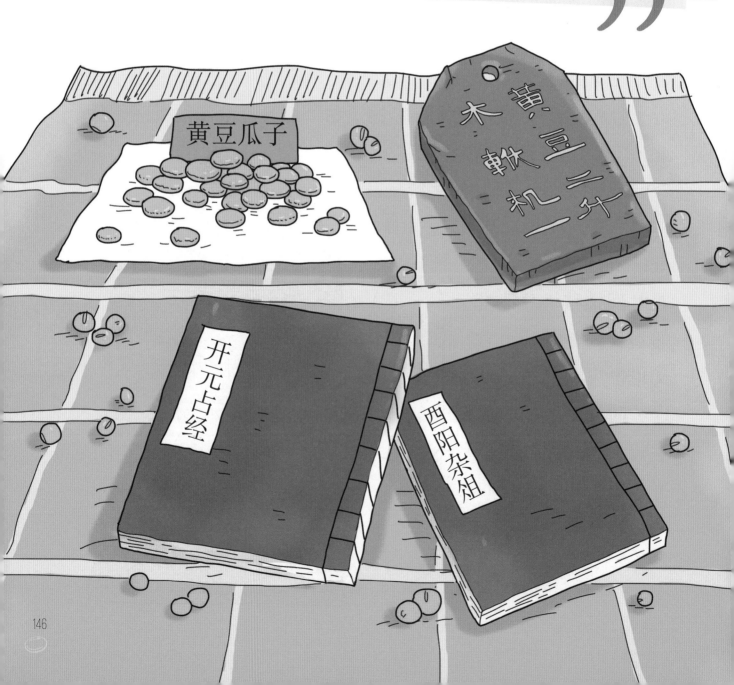

那些写"豆"的诗

从古至今，据不完全统计，包括《诗经》在内，中国诗人写下的与"大豆"和"豆腐"相关的诗已经超过300首了，并且以曹植、陶渊明、苏轼等为代表。可以说，历朝历代，许多文人、名人都写有赞颂大豆和大豆食品的诗句。

归园田居·其三

（东晋）陶渊明

种豆南山下，草盛豆苗稀。

晨兴理荒秽，带月荷锄归。

道狭草木长，夕露沾我衣。

衣沾不足惜，但使愿无违。

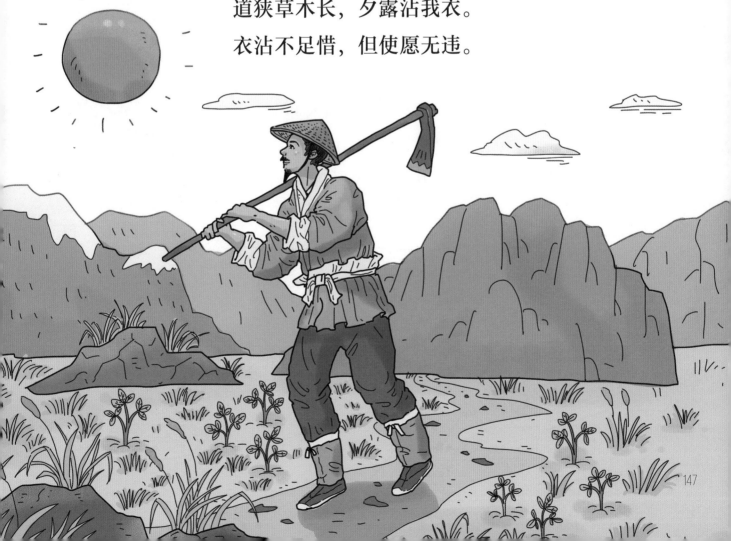

七步诗

〔东汉〕曹植

煮豆持作羹，漉菽以为汁。

萁在釜下燃，豆在釜中泣。

本自同根生，相煎何太急？

春晚书山家屋壁二首（其二）

〔唐〕贯休

水香塘黑蒲森森，鸳鸯鸂鶒如家禽。

前村后垄桑柘深，东邻西舍无相侵。

蚕娘洗茧前溪渌，牧童吹笛和衣浴。

山翁留我宿又宿，笑指西坡瓜豆熟。

清平乐·村居

〔宋〕辛弃疾

茅檐低小，溪上青青草。

醉里吴音相媚好，白发谁家翁媪？

大儿锄豆溪东，中儿正织鸡笼。

最喜小儿亡赖，溪头卧剥莲蓬。

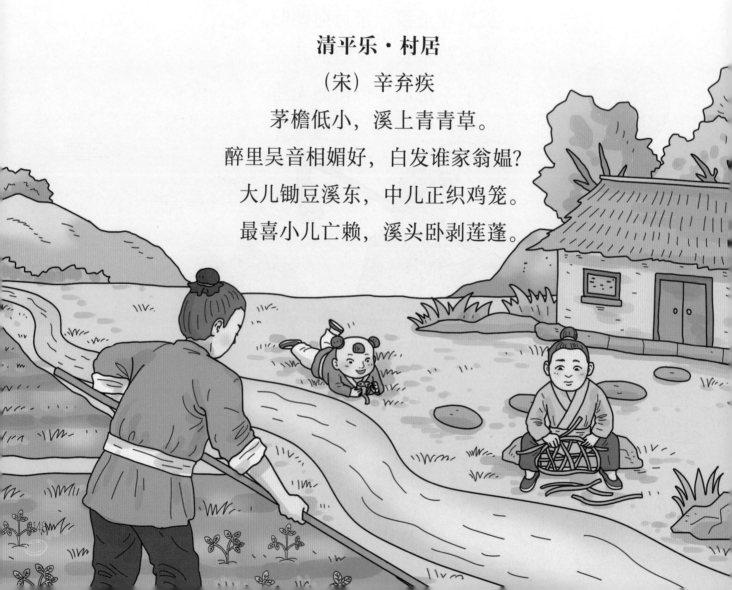

浣溪沙·麻叶层层檾叶光

（宋）苏轼

麻叶层层檾叶光，谁家煮茧一村香。隔篱娇语络丝娘。

垂白杖藜抬醉眼，捋青捣䴬软饥肠。问言豆叶几时黄。

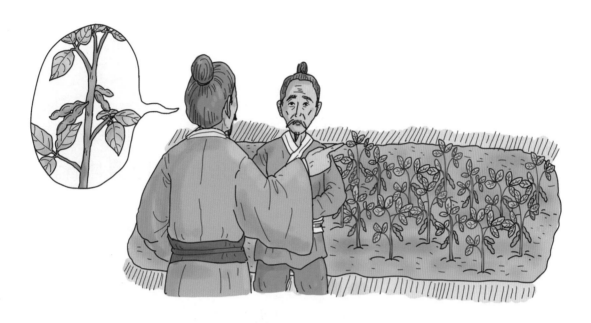

偈颂六十五首（其四十九）

（宋）释咸杰

有佛处，不得住，陕府铁牛双角露。

无佛处，急走过，南海波斯鼻孔大。

三千里外摘杨花，种豆由来生稻麻。

祠禄满不敢复请作口号

（宋）陆游

今年高谢武夷君，饭豆羹藜亦所欣。

参透庄生齐物论，扫空韩子送穷文。

心如脱阱奔林鹿，迹似还山不雨云。

犹幸此身强健在，乡邻争看布襦裙。

答李任道谢分豆粥

（宋）黄庭坚

豆粥能驱晚瘴寒，与公同味更同餐。

安知天上养贤鼎，且作山中煮菜看。

邻曲

（宋）陆游

浊酒聚邻曲，偶来非宿期。拭盘堆连展，洗酾煮黎祁。

乌牸将新犊，青桑长嫩枝。丰年多乐事，相劝且伸眉。

舟次下蔡杂感

（宋）白甫

正值太平时，村老携童欢。

山下农家舍，豆腐是佐餐。

豆腐

（元）郑允端

种豆南山下，霜风老荚鲜。磨砻流玉乳，蒸煮结清泉。

色比土酥净，香逾石髓坚。味之有余美，五食勿与传。

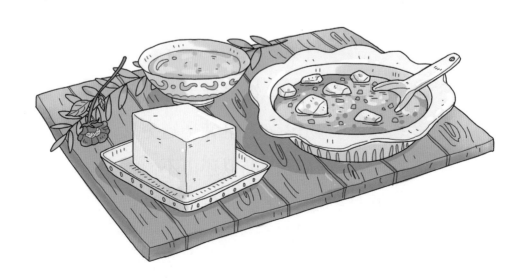

豆腐诗

（元）张劭

漉珠磨雪湿霏霏，炼作琼浆起素衣。

出匣宁愁方璧碎，忧羹常见白云飞。

蔬盘惯杂同羊酪，象箸难挑比髓肥。

却笑北平思食乳，霜刀不切粉酥归。

凉生豆花

（明）王伯稠

豆花初放晚凉凄，碧叶阴中络纬啼。

贪与邻翁棚底话，不知新月照清溪。

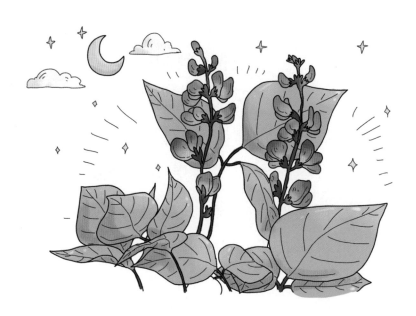

豆腐诗和杨芝田宫坊四首（其四）

（清）查慎行

茅店门前映绿杨，一标多插酒旗旁。

行厨亦可咄嗟办，下箸唯闻盐豉香。

华屋金盘真俗物，腊槽红曲有新方。

须知澹泊生涯在，水乳交融味最长。

山雨

（清）何绍基

短笠团团避树枝，初凉天气野行宜。

溪云到处自相聚，山雨忽来人不知。

马上衣巾任沾湿，村边瓜豆也离披。

新晴尽放峰峦出，万瀑齐飞又一奇。

豆腐诗

（清）杨燮

北人馆异南人馆，黄酒坊殊老酒坊。

仿绍不真真绍有，芙蓉豆腐是名汤。

七律·到韶山

（现代）毛泽东

别梦依稀咒逝川，故园三十二年前。

红旗卷起农奴戟，黑手高悬霸主鞭。

为有牺牲多壮志，敢教日月换新天。

喜看稻菽千重浪，遍地英雄下夕烟。

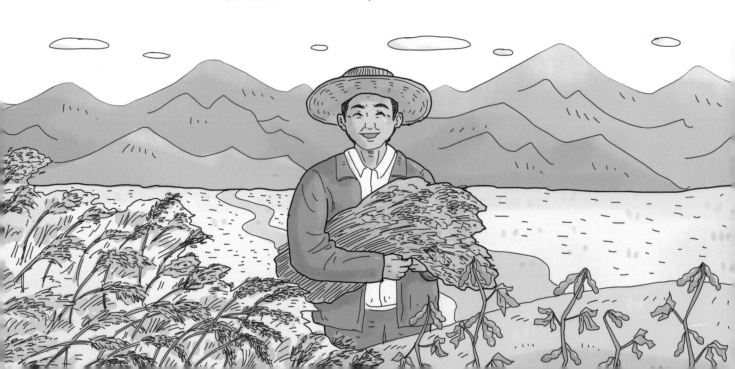

与"豆"相关的成语和俗语

比如煮豆燃萁，豆蔻年华，煎豆摘瓜，箪豆见色，豆萁燃豆，目光如豆，双豆塞聪，糠豆不赡，瓜剖豆分，种瓜得瓜、种豆得豆，芋魁豆饭，双豆塞耳，两豆塞耳，麦饭豆羹，寸马豆人，一灯如豆，麻姑掷豆，驽马恋栈豆，冷灰爆豆，冷锅里爆豆，红豆相思，豆重榆瞑，萁豆相煎，觞酒豆肉，一叶两豆，榆瞑豆重，箪食豆羹，双瞳如豆……据不完全统计，我国与"豆"相关的成语有60多个，与"豆"相关的俗语有190多个。这其中，有很多有意思的词，人们至今仍在使用。比如：

吃豆腐

据说清代道光皇帝曾微服私访，偶然在一个豆腐摊上买了一碗豆腐脑，尝后连连赞美："吃得开心，吃得味美。"他回宫后，特地差人去买豆腐脑吃。但没过几天，那片豆腐摊却不知去向了。道光皇帝便让御厨如法炮制，谁知总管报出的账单让皇帝吃了一惊，每餐豆腐花费计银百两。道光帝询问其故，总管给他算了一笔账：做豆腐要豆子，豆子得种起来，种豆要土地，又要雇人、买牛、盖磨坊，还得征地、支付拆迁费等。道光帝一向提倡节俭，因国库空虚，至此只能苦笑摇头，不吃罢了。后人将"吃豆腐"表示调侃或捉弄别人。

豆萁燃豆

曹植是曹操的儿子，从小就才华出众，很受父亲的疼爱。曹操死后，他的哥哥曹丕建立魏国并成为开国皇帝。曹丕是一个妒忌心很重的人，他担心弟弟会威胁自己的皇位，就想害死他。

有一天，曹丕叫曹植到面前来，要曹植在七步之内作出一首诗，以证明他写诗的才华。如果他写不出，就等于是在欺骗皇上，要把他处死。曹植知道哥哥存心要害死他，又伤心又愤怒。他强忍着心中的悲痛，努力地想着想着……果然，他就在七步之内作了一首诗，当场将诗念出来："煮豆持作羹，漉菽以为汁。萁在釜下燃，豆在釜中泣。本自同根生，相煎何太急？"曹丕听了这首诗，不由羞得面红耳赤，放过了弟弟。

曹植虽然以自己的机敏逃过一劫，但此后他一再被贬，最后在40岁时忧郁而死。因为曹植的七步成诗，后人也称才思敏捷的人为"豆萁才"。

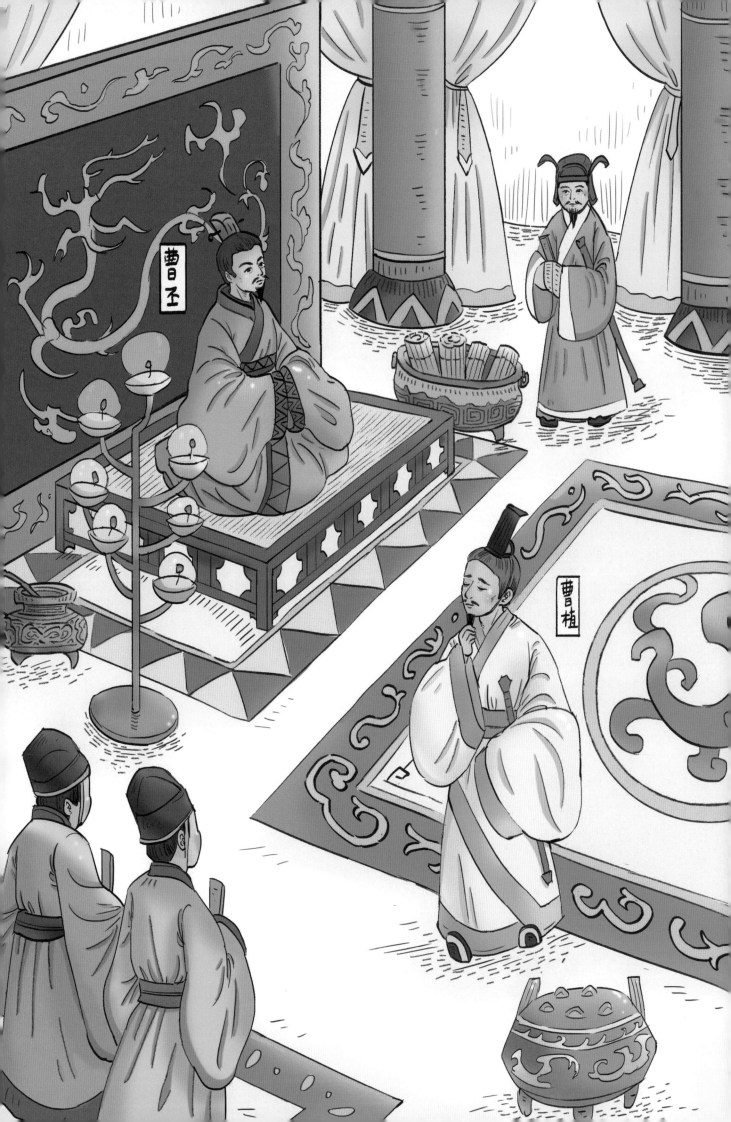

豆豆说豆

那些与"豆"相关的歇后语

庄稼人种豆子——步步有点

黄豆芽上天——带尾巴的能豆子

沙锅炒豆子——崩了

泡软的豆子——不干脆

田坎上种豆子——一路

热窝炒豆子——熟一个，蹦一个

水泡豆子——自我膨胀

坛子里种豆子——扎不下根

藕炒黄豆——无孔不入

发霉的炒黄豆——不香

炒熟的黄豆——难发芽

母鸡吃烂豆子——一肚子坏点子

竹筒倒豌豆——一干二净

黄豆煮豆腐——父子相会

碗底的豆子——历历（粒粒）在目

竹筒倒豆子——干脆利索

田塍上种黄豆——靠边站

菜籽里的黄豆——数它大

藕丝炒黄豆芽——勾勾搭搭

毛豆烧豆腐——碰上自家人

炒熟了的豆子——发不了芽

冷锅爆豆子——不声不响；无声无息

沙锅里炒豆——抓不开

木勺炒豆子——同归于尽

房脊上晒豌豆——两边滚

有关豆腐的歇后语

小葱拌豆腐——一清二白

豆腐掉进灰堆里——吹也吹不得，打也打不得（比喻事情没有法子办）

豆腐场里的石磨——道道多（比喻主意、办法多）

豆腐炒韭菜——一清二白（比喻纯洁，没有污点）

豆腐渣子上船——不是货（比喻不是像样的东西）

豆腐白菜——各有所爱

豆腐垫鞋底——一踏就烂

豆饼充饥——白欢喜；空欢喜；空喜一场

豆饼干部——上挤下压

豆腐拌腐乳——越弄越糊涂；越搞越糊涂

豆腐挡刀——自不量力；不自量；招架不住

豆腐垫床脚——白挨

豆腐店的买卖——软货

豆腐店里的东西——不堪一击

豆腐掉在痰盂里——洗不清；洗不净

豆腐耳朵——爱听谗言

豆腐垒基脚——底子软

豆腐脑儿挑子——两头热

豆腐盘成肉价钱——不合算

豆腐身子——经不起摔打

豆腐渣包饺子——捏不拢；难捏合；表里不一

用豆腐渣擦屁股——没完没了

豆腐渣炒樱桃——有红有白

豆腐渣垫地基——底子软

豆腐渣糊门——不沾（粘）板

豆腐渣下水——轻松；一身松

豆腐渣蒸馒头——散了

豆腐做匕首——软刀子

豆芽拌粉条——内外勾结；里勾外连

豆芽包饺子——内中有弯

豆芽的一生——总受压

豆芽做拐杖——嫩得很；太嫩；靠不住；不可靠

豆渣糊窗户——两不沾（粘）

豆腐干煎腊肉——有言（盐）在先

四大名著中的豆和豆制品

大豆种植在中国有悠久的历史，豆制品是中国的民族饮食文化遗产。而作为中国文学史中的经典作品，四大名著也有许多与"豆"的相关记载。

《三国演义》——俎豆、种豆、栈豆

《三国演义》第77回（"玉泉山关公显圣，洛阳城曹操感神"）关羽父子遇害后，作者引诗颂曰："人杰惟追古解良，士民争拜汉云长。桃园一日兄和弟，俎豆千秋帝与王。气挟风雷无匹敌，志垂日月有光芒。至今庙貌盈天下，古木寒鸦几夕阳。"

豆豆说豆

关于"俎豆"

俎，祭祀时盛牛羊等祭品的礼器；豆，上古时期盛食物的器皿，亦泛指各种礼器。后来人们将二字相合，形成"俎豆"一词，用来表示祭祀和崇奉之意。这个词目前最早的记载来源于《论语》，原文是，卫灵公问陈于孔子，孔子对曰："俎豆之事，则尝闻之矣；军旅之事，未之学也。明日遂行。"意即，卫灵公向孔子询问排兵布阵的方法，孔子回答说："祭祀礼仪方面的事情，我听说过；用兵打仗的事，从来没有学过。"孔子翌日就离开了卫国。这事反映的是孔子推崇以礼治国，反对战争的治世思想。

《三国演义》第103回（"上方谷司马受困，五丈原诸葛禳星"）里，孙吴与曹魏大战于合肥，诸葛瑾兵败后，人马多生疾病，于是命人送信给陆逊，商议撤兵还国，陆逊看信后并没有同意撤兵，而是让人回信诸葛瑾说"吾自有主意"。诸葛瑾问送信的人，陆逊的部队有什么举动，使者说："但见陆将军催督众人于营外种豆菽，自与诸将在辕门射戏。"瑾大惊，亲自往陆逊营中问询，陆逊分析了当时的敌情后说："吾军欲退，当徐徐而动。今若便退，魏人必乘势追赶。此取败之道也。"他先是令人种豆、游戏稳定军心，令敌人不敢轻易进攻；随后佯攻襄阳，逼迫敌人进城防守；最后跟随诸葛瑾安稳撤退，回军路上还攻略了江夏郡的新市、安陆、石阳，稍微有所斩获。

豆豆说豆

"营门种豆"与"空城记"

"豆菽"即大豆，陆逊在军营大门外组织兵士种大豆，用以迷惑敌人、稳定军心的做法被后人称为"营门种豆"。"营门种豆"很难等到收获的时候，但却同诸葛亮的"空城记"一样，能达到声东击西、出其不意，在被动中掌握战场主动权的目的。

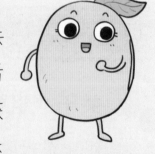

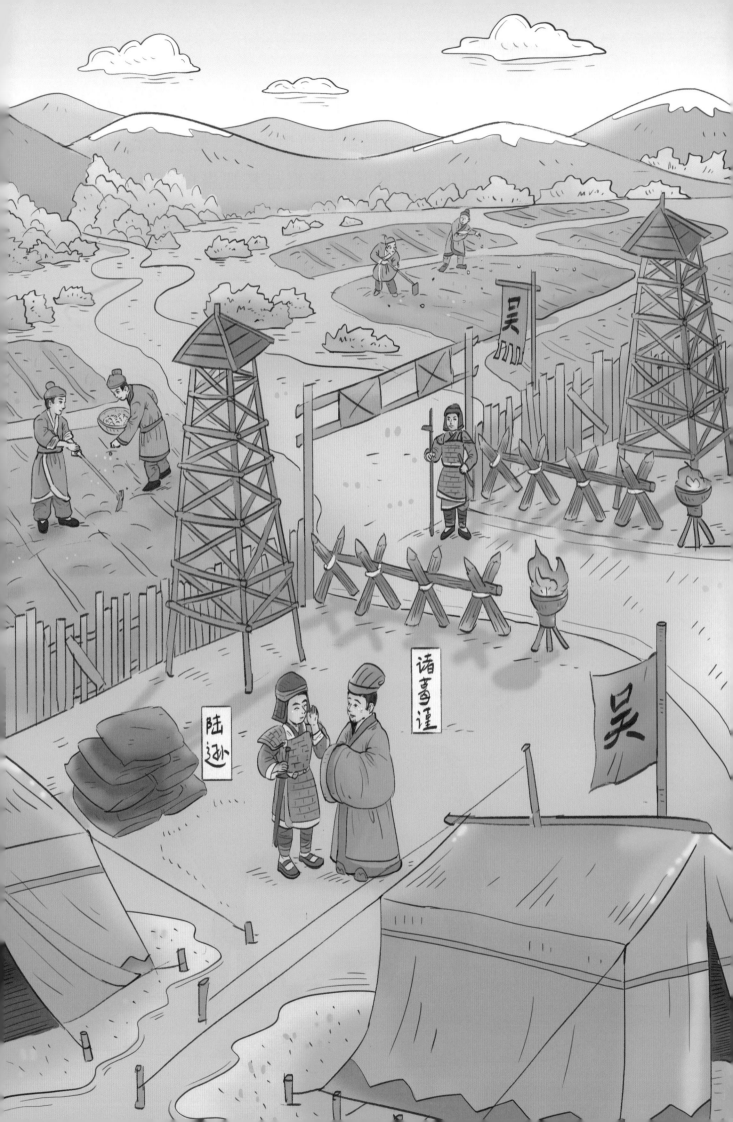

《三国演义》第107回（"魏主政归司马氏，姜维兵败牛头山"）讲述了曹魏末年，在司马懿与曹爽争斗，暴发的高平陵政变中，时任曹魏太尉的蒋济曾评价曹爽与其智囊桓范说："驽马恋栈豆，（曹爽）必不能用（桓范之计）也。"曹爽最终失败。

豆豆说豆

关于"驽马恋栈豆"

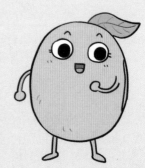

"栈豆"即大豆饲料，"驽马"即劣马，"驽马恋栈豆"本意指劣马留恋马棚里的饲料，延伸比喻庸人才智短浅，顾惜小利，贪恋家室或禄位。庄子说："哀莫大于心死，愁莫大于无志。"后人常以"驽马恋栈豆"教育人要志存高远，无论何时何地，都不应该贪图眼前小利，而放弃远大志向。

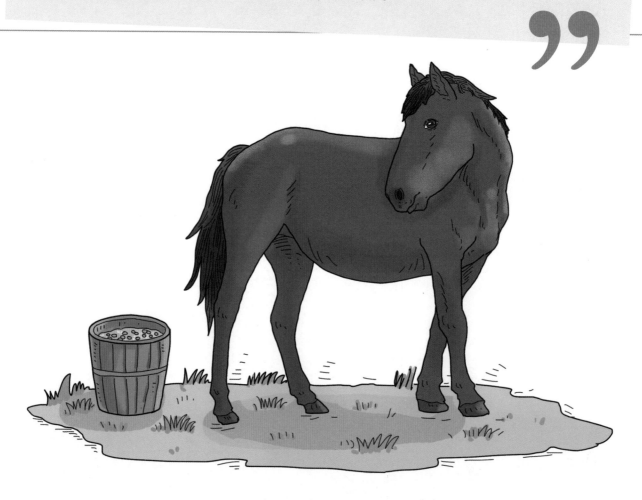

《西游记》——炒豆、豆腐、豆粮

《西游记》第5回（"乱蟠桃大圣偷丹，反天宫诸神捉怪"）描写孙悟空误入兜率宫，偷吃太上老君的仙丹时，写道："他就把那葫芦都倾出来，就都吃了，如吃炒豆相似。"

豆豆说豆

"二月二，炒料豆"的习俗

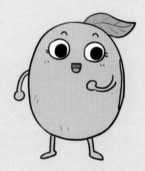

"炒豆"通常指炒黄豆，又称"炒料豆"。中国民间有"二月二，炒料豆"的习俗，寓意着一年到头好兆头。大概做法是在农历二月初一这天，把黄豆洗净后放盐、花椒、大茴香等适量加水泡一夜，然后放在锅里干炒。有的地方不浸泡黄豆，直接用清洗后的干黄豆炒，炒熟后放盐或糖调味。炒出来的豆子浓香脆生。吃在嘴里嘎嘣响，像小鞭炮似的，颇具节日气氛。

《西游记》第13回（"陷虎穴金星解厄，双叉岭伯钦留僧"）猎户刘伯钦在双叉岭打虎救下唐僧后，邀请唐僧回家吃饭时，因为都是些烂熟虎肉之类的荤菜，唐僧不吃，刘伯钦沉吟半晌道："长老，寒家历代以来，不晓得吃素。就是有些竹笋，采些木耳，寻些干菜，做些豆腐，也都是獐鹿虎豹的油煎，却无甚素处。有两眼锅灶，也都是油腻透了，这等奈何？反是我请长老的不是。"

豆豆说豆

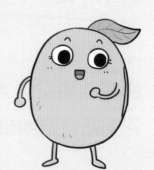

古人做豆腐的辛苦

《西游记》中有8处提到"豆腐",均以素食或素菜的代表食品出现。其中第97回("金酬外护遭魔蛰,圣显幽魂救本原")还特别提到一个"做豆腐"的人,他是家门立有"万僧不阻"之牌的寇善人的同学。当时,唐僧被官府误抓,孙悟空变成了一个蠓虫儿,在飞去寇善人家的途中,因为时值半夜,只有寇家街西的一户人家亮着灯,所以孙悟空就飞了过去。飞近门口看时,孙悟空正看见一对老夫妇在做豆腐,原文描写的是"见一个老头儿烧火,妈妈儿挤浆"。这一场景真实反映了古人做豆腐的辛苦,都是半夜起床磨豆煮浆,因为豆腐要"鲜",必须现做现卖。而要想天明有豆腐卖,必须半夜起床做豆腐。

《西游记》第87回("凤仙郡冒天止雨,孙大圣劝善施霖")里,凤仙郡三年不下雨,地里颗粒无收,百姓苦不堪言。后来,经过唐僧师徒的努力,玉帝准许给凤仙郡降雨。当大雨下降时,作者写道:"槁苗得润,枯木回生。田畴麻麦盛,村堡豆粮升。客旅喜通贩卖,农夫爱尔耘耕。从今黍稷多条畅,自然稼穑得丰登。风调雨顺民安乐,海晏河清享太平。"

豆豆说豆

大豆为"粮"

"田畴麻麦盛，村堡豆粮升。"其中把"豆粮"与"麻麦"同比，可见大豆在古代粮食作物中的地位和价值。

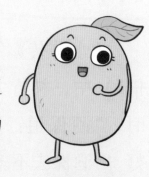

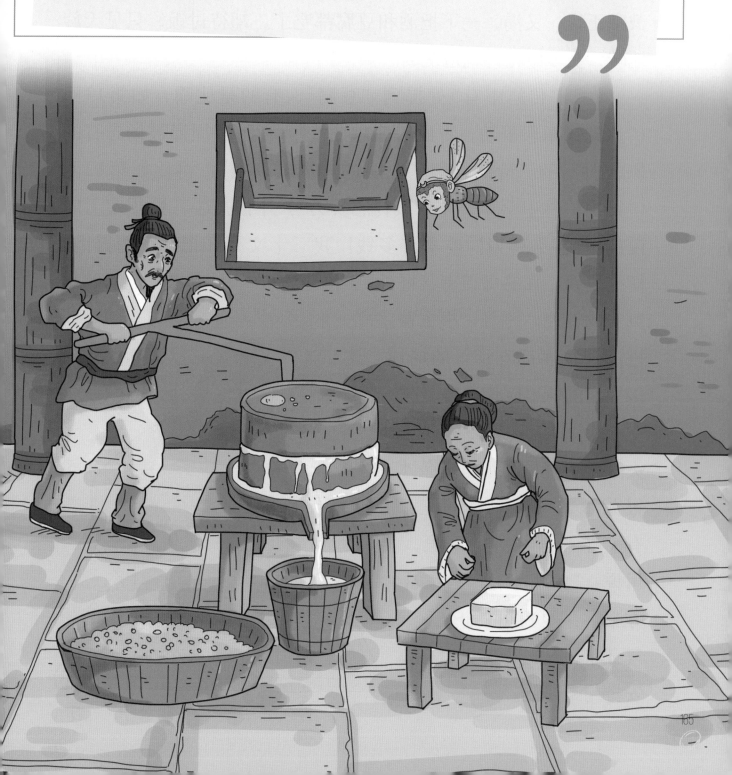

《水浒传》——豆腐、豆粉、煮豆

《水浒传》第38回（"浔阳楼宋江吟反诗，梁山泊戴宗传假信"）中，神行太保戴宗到朱贵开的梁山酒店吃饭，询问下酒菜时，"酒保道：'加料麻辣豆腐，如何？'戴宗道：'最好，最好。'酒保去不多时，一碗豆腐，放两碟菜蔬，连筛三大碗酒来。戴宗正饥，又渴，一下把酒和豆腐都吃了。却待讨饭，只见天旋地转，头晕眼花，就边便倒。"

《水浒传》中有5处提到"豆腐"，有的是比喻，如第13回（"急先锋东郭争功，青面兽北京斗武"）中形容周谨被杨志打的惨状时写的"恰似打翻了豆腐的，斑斑点点"；再比如第12回（"梁山泊林中落草，汴京城杨志卖刀"）中泼皮牛二贬损宝刀时说的："甚么鸟刀！要卖许多钱！我三十文买一把，也切得肉，切得豆腐！你的鸟刀有甚好处，叫做宝刀？"只有这一处写的是真实的豆腐，并且，根据戴宗"一下把酒和豆腐都吃了"的描述，这碗豆腐的味道应该还很美味。

《水浒传》第65回（"托塔天王梦中显圣，浪里白条水上报冤"）中，宋江染病，背上有鏊子一般红肿的痈疽，吴用说："此疾非痈即疽；吾看方书，菉豆粉可以护心，毒气不能侵犯。快觅此物，安排与哥哥吃。"

豆豆说豆

大豆是护心佳品

《中国健康生活方式预防心血管代谢疾病指南》建议每天最少吃不低于125克的豆制品。美国食品与药物管理局（FDA）的研究指出，每天以低饱和脂肪、低胆固醇的饮食为主，再配合食用25克大豆蛋白质，能够帮助降低血液中的胆固醇，从而减少罹患心血管疾病的风险。全球14个国家用健康声称（"大豆蛋白饮食可以降低冠心病风险"）的形式来肯定其营养价值的大豆食品，研究显示，每100克大豆的含钾量高达1 503毫克，大豆不但富含优质蛋白质，还具有保护血管、调节血脂、改善新陈代谢、保护心脏健康等益处，是众多营养学家和医学家推荐的护心佳品。

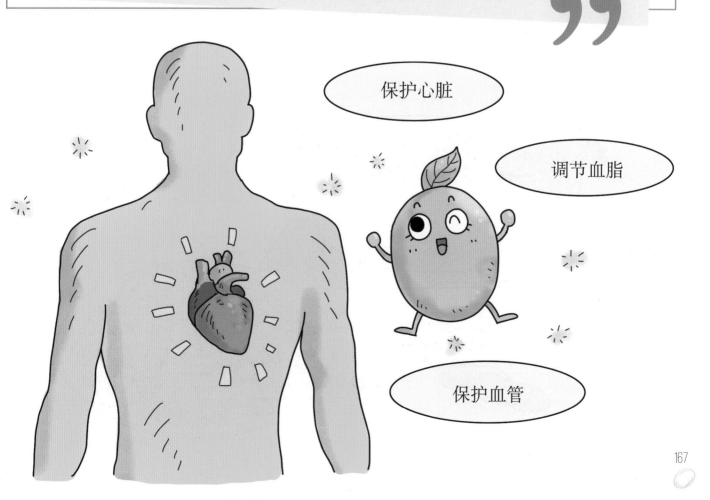

保护心脏

调节血脂

保护血管

《水浒传》第102回（"王庆因奸吃官司，龚端被打师军犯"）里，北宋末年起义领袖、"四大寇"之一的淮西楚王王庆走到邙东镇耍枪棒，胜了一个汉子。得胜之后，被龚端和龚正兄弟拜为师父。作者在描写龚氏兄弟请王庆吃饭时，写道："草堂内摆上桌子，先吃了现成点心，然后杀鸡宰鸭，煮豆摘桃的置酒管待。"

豆豆说豆

为什么夏天吃毛豆

煮豆，即煮毛豆。是一道由花椒、大料、小茴香、桂皮等材料制作而成的家常菜。毛豆含钾和人体必需的亚油酸和亚麻酸等营养素，夏天常食，可以帮助弥补因出汗过多而导致的钾流失，缓解钾流失而引起的疲劳乏力和食欲下降。还能通便、降低血压，实为夏日消暑佳品。

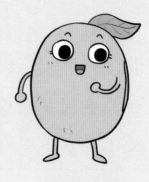

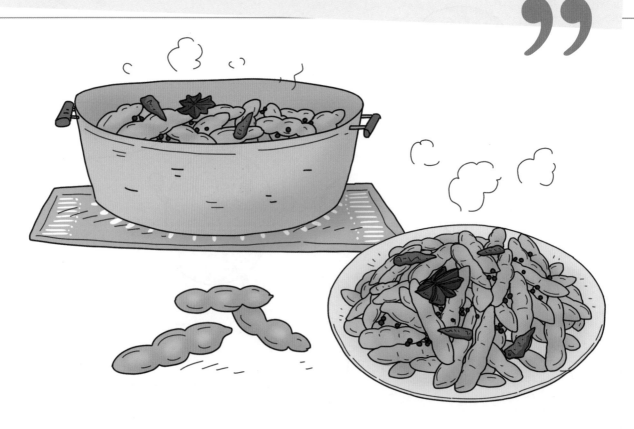

《红楼梦》——豆腐皮包子、面筋豆腐、豆子

《红楼梦》第8回（"比通灵金莺微露意，探宝钗黛玉半含酸"）里，贾宝玉见到晴雯，想起曾给她送过一碟豆腐皮包子，便问晴雯："今儿我在那府里吃早饭，有一碟子豆腐皮的包子，我想着你爱吃，和珍大奶奶说了，只说我留着晚上吃，叫人送过来的，你可吃了？"

豆豆说豆

豆腐皮包子怎么做

豆腐皮，一名豆腐衣，又名油皮。清代以豆腐皮做包子，有数种做法，一是用豆腐皮包裹馅心，如纸包之四折，包成方包，以蛋清封口，上笼蒸之；二是将豆腐皮裁为小片，包馅成兜子，以麻线收口，蒸熟成型，再去麻线。亦有将豆腐切碎，拌调味品为馅，包面蒸熟的。豆腐皮包子在清代亦为贡品，清宫御膳档案中有此物。

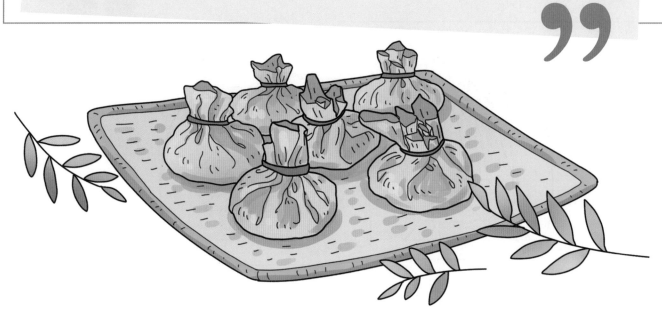

《红楼梦》第75回（"开夜宴异兆发悲音，赏中秋新词得佳谶"）里，谈起贾母饮食喜好的变化时，王夫人道："今日我吃素，没有别的。那些面筋豆腐老太太又不大爱吃，只拣了一样椒油莼齑酱来。"

豆豆说豆

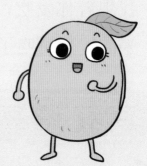

关于面筋豆腐

面筋豆腐原是家常菜肴，但能上贾府餐桌，当也不凡。清梁章钜《浪迹续谈》卷四有豆腐和面筋条的描述，描述出精制面筋、豆腐的味美。如说到面筋条有相关的描述，"今素食中有面筋，若得佳厨精制之，可与豆腐同称佳品，惟烹制这难，亦与豆腐同。余在桂林时，厨子最精此味，以饷同人，无不诧为稀有。……此物自古即重之，《梦溪笔谈》云：'凡铁之有钢者，如面中有筋，濯尽柔面则面盘乃见，炼钢亦然。'《老学庵笔记》云：'仲殊性嗜蜜，豆腐、面筋皆用蜜渍。'近人《一斑录》中亦有制面筋干一法，亦雅人清致，非俗子所知也。"足见面筋、豆腐虽富贵之家亦常食之。

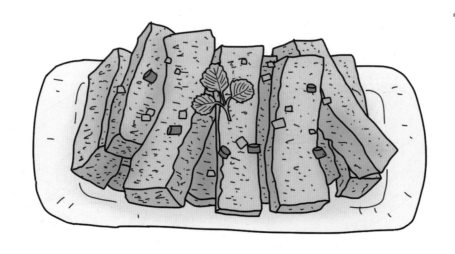

　　《红楼梦》第113回（"忏宿冤凤姐托村妪，释旧憾情婢感痴郎"）里，刘姥姥听说贾母去世了，便从乡下来到荣国府吊唁。见到王熙凤时说："昨日又听说老太太没有了，我在地里打豆子，听见了这话，唬得连豆子都拿不起来了，就在地里狠狠的哭了一大场。我和女婿说，我也顾不得你们了，不管真话谎话，我是要进城瞧瞧去的……"

豆豆说豆

古人怎么收大豆

　　《红楼梦》中有7处明确提到"豆子"，只有上文这处提到了收获大豆的场景——打豆子。因为栽培大豆成熟后不爆荚，收获大豆时需要人工破荚，以保证豆子品质，不然就会因大豆困在豆荚中而发霉。如何破荚呢？在没有机械化工具之前，人们通常会把晾晒干的豆棵用一种名叫"连枷"的农具进行拍打，随着连枷挥动发出的"啪嗒""啪嗒"声，大豆粒便顺利地从豆荚中"跳"了出来。这个"打豆子"的过程尽管费劲流汗，但看到丰收的景象，农人们还是乐开了花。此即民间俗语中的"连枷声声豆粒香"。

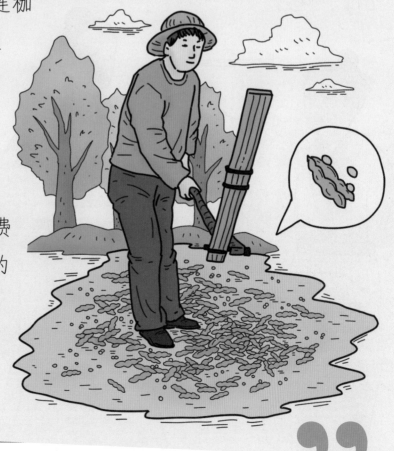

陶渊明连吃 81 顿豆腐

在鄱阳湖边的石钟山下流传着这样一个故事。东晋时，陶渊明在彭泽做了81天县令，吃了81顿豆腐。之后，陶渊明不为五斗米折腰，辞官不做，退隐山林。当地百姓为了表达对这位父母官的敬爱之情，家家磨豆腐，竟在石钟山下摆了3里（现在1里＝500米，仅供参考）路长的豆腐摊为他饯行。陶渊明无以回赠，当即挥毫写下了一首五言绝句："种豆豆苦青，力竭心已苦。琼浆凝白玉，冰心报农夫。"人们为了怀念他，在石钟山下修建了一座"归去亭"，并刻诗于其上。自此，当地百姓便把豆腐视为圣洁吉祥之物，以至于逢年过节，迎亲送友，没有豆腐不成宴席。就连女儿坐月子，娘家妈妈都要专程送去一碗鲜豆腐，图个母子平安。

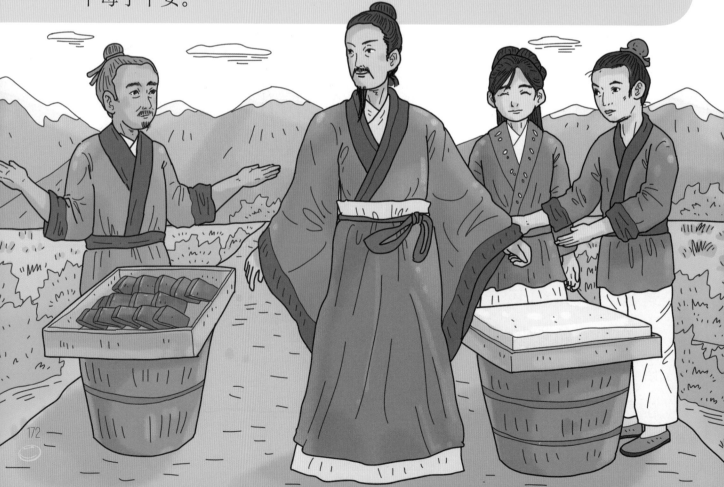

朱元璋与珍珠翡翠白玉汤

明清时期，除了老百姓爱吃豆腐，相传豆腐一度成为皇家餐桌上的重要菜肴。明朝皇帝朱元璋早年经历坎坷，在外乞讨时曾吃到一种用馊豆腐（白玉）与白菜帮子、菠菜叶（翡翠）、剩锅巴碎米粒（珍珠）做成的汤品，觉得异常美味。成为皇帝后，为劝诫子孙忆苦思甜，他立下规定，要求宫中大小宴会中都必须有这种豆腐，并美其名曰"珍珠翡翠白玉汤"。

这个故事在流传的过程中渐渐变味，清朝吴骞在《拜经楼诗话》中曾提到关于明朝皇家豆腐的故事。

当时的翰林院是京城官署中的清水衙门，平时吃饭油水少，经常去讨皇帝吃剩的御膳改善伙食。有一次，一位年轻的翰林去晚了，只剩下一盘豆腐，正当他懊恼不已时，却意外发现这根本不是真的豆腐，而是用几百只鸟的脑髓做成的豆腐状山珍。连区区一盘豆腐都被替换成了如此奢侈的菜式，当时明朝皇族骄奢淫逸风气之盛可想而知，难怪有人专门在诗中写道："来其旧品何时换，鸟脑新蒸玉一盘。"

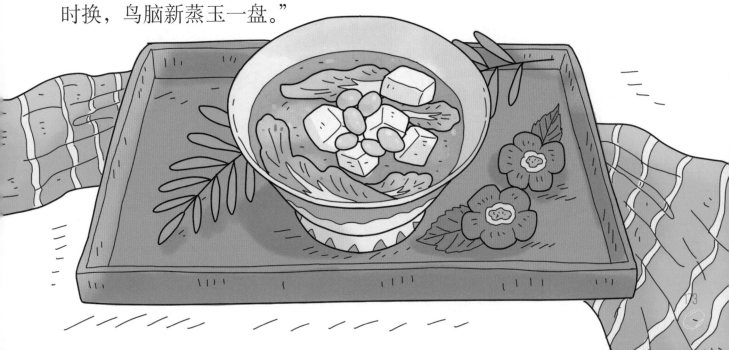

蒲松龄与大豆

清代杰出文学家、优秀短篇小说家，写下《聊斋志异》的蒲松龄生平对大豆和豆腐的价值颇为推崇。不但在《聊斋志异》的《陆判》《孝子》等篇多处明确记载了豆腐、大豆，明确指出，豆腐是养家之资，称赞"豆腐质细，形似软玉，且煮为羹，饮之令人轻盈"，他还写下了《农桑经》这样一本农业专著，其中，对大豆的种植方法、养护策略等也有很详细的记载。比如，他在书中说大豆和麻间作，有防治豆虫和使麻增产的作用；甚至还记载了"豆虫大，捉之可净，可熬油。法以虫掐头，掐尽绿水，入釜少投水，烧之摅之，久则清油浮出。每虫一升，可得油四两，皮焦亦可食"。可见蒲松龄对大豆的了解之深。

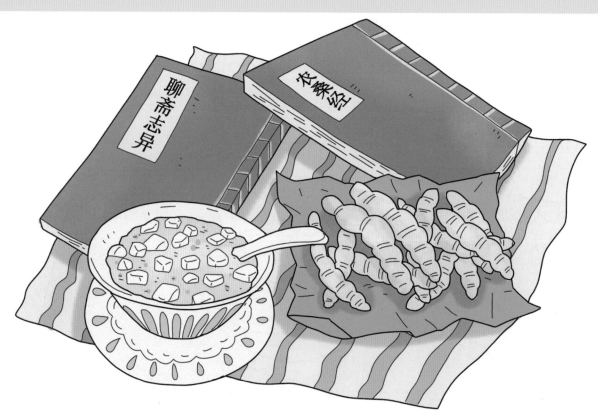

苏轼是豆腐的超级粉丝

宋代大文豪苏轼是豆腐的超级粉丝，他写有一首《又一首答二犹子与王郎见和》的长诗，其中有句"煮豆作乳脂为酥，高烧油烛斟蜜酒，贫家百物初何有"描绘以美妙的豆腐款待友人的情景。苏轼精于烹饪之道，他亲自操勺，创制了一种传扬千古的美味豆腐。宋神宗元丰二年（1079年），他被贬为黄州团练副使，于元丰三年（1080年）年初到达黄州，在这里居4年之久，写了数百篇诗文，对炖肉、炒菜、烹菜、煎饼、煮饭、熬粥、煨羹进行了具体介绍，其中就有名闻遐迩的东坡豆腐。宋代林洪编撰的《山家清供》中只罗列了两种豆腐名菜，其一是雪霞羹，其二便是东坡豆腐。东坡豆腐用豆腐与笋片、香菇合烹而成，外焦里嫩、色泽鲜艳、香浓味醇。

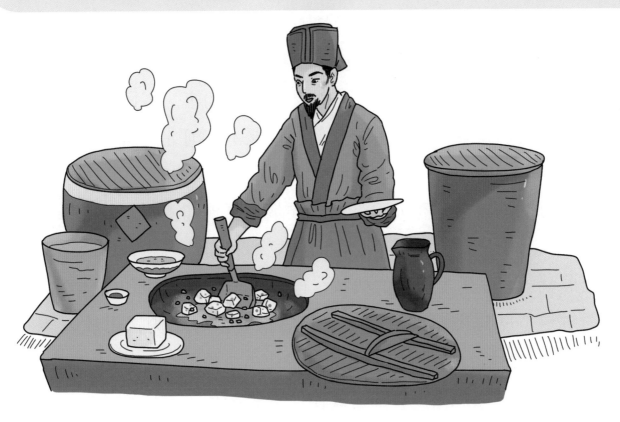

刘秀与豆粥

刘秀与豆粥之间有个小故事。《后汉书·冯异传》记载，东汉开国皇帝刘秀未成事前，奉命去招抚河北各州郡的割据势力，他刚到河北蓟州时，王郎在邯郸称帝，发出了"十万户赏邑"买刘秀人头的告示。这时的刘秀势单力薄，被王郎逼得到处逃跑。跑到饶阳芜蒌亭时，正碰上天寒风疾，大家冻得面无人色，带的食物也已经吃光了。冯异忍着饿到了农家，好歹讨到了一碗豆粥，拿来给刘秀吃，第二天刘秀跟大家说："昨晚吃了公孙（冯异字公孙）的豆粥，饥寒都解了"，这才带领大家继续前行。

后来，刘秀建国称帝。东汉光武帝建武六年（30年）春，冯异上京面圣时，刘秀又忆起当年旧事，感冯异忠勇，下诏重赏冯异，说："当年仓促逃难的时候，你在芜蒌亭给我送豆粥，在滹沱河边给我送麦饭，这样的深情厚谊我至今还没报答你呢。"

冯异听后，稽首拜谢说："春秋时管仲曾对齐桓公说，君王不忘我射您带钩的事，我不忘被装入囚车的事。齐国凭这两句话称霸诸侯。我也希望今后国家的君主能不忘河北之难，我更不会忘记巾车之恩（刘秀于巾车乡擒获冯异，旋即赦而录用）。"

因为冯异在刘秀最困难的时候献上豆粥和麦饭，刘秀在功成名就以后仍没有忘记当年受苦时的豆粥和麦饭之恩。这两个人不但成就了"豆粥麦饭"的典故，谱写出一段君臣相和的佳话，更透过这一知恩图报的故事，将"豆粥"演绎成为"思故人"和"忆旧"的代名词。比如宋代苏轼曾作《豆粥》诗，其中一句便是"君不见，滹沱流澌车折轴，公孙仓皇奉豆粥"。

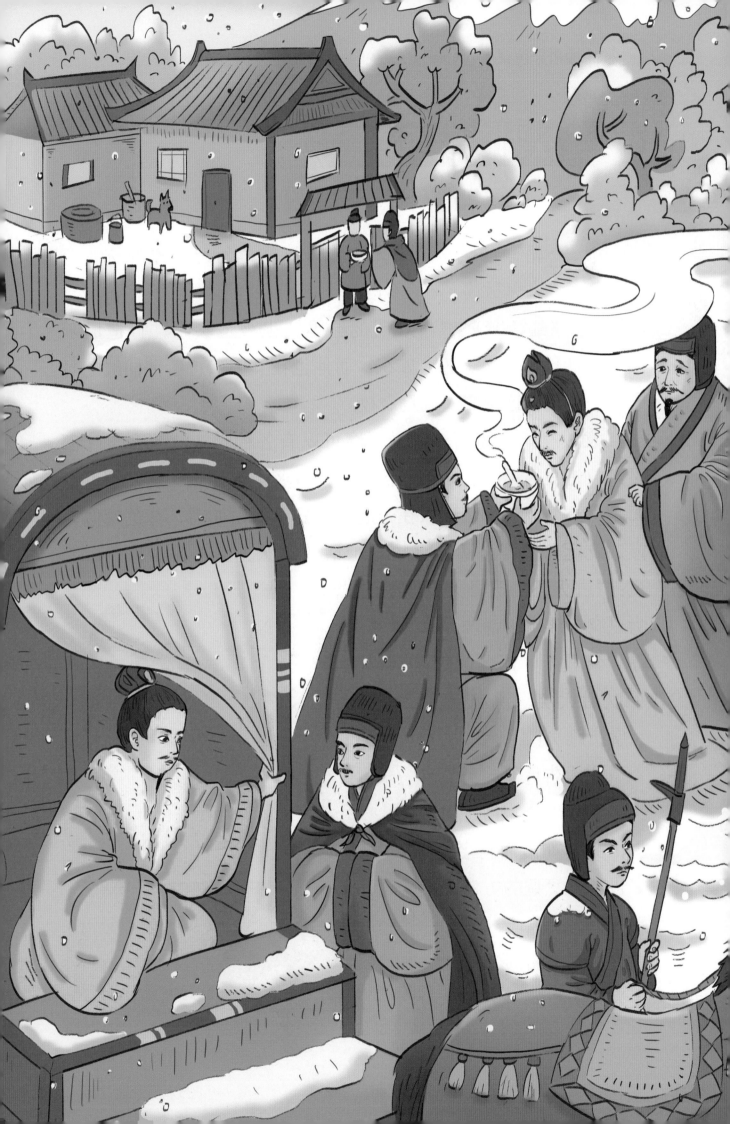

袁枚为豆腐折腰

清朝有这样一位文人，善作诗文，与纪晓岚并称，会讲鬼故事，《子不语》大名鼎鼎；懂吃，著《随园食单》；连《红楼梦》中大观园的原型，也被他买下，打造成随园，每逢佳节，必是游人如织，而他也在其中，过着神仙般的日子……没错，这位文人就是袁枚。

袁枚喜欢吃豆腐，他说豆腐可以有各种吃法，什么美味都可以放进豆腐里。有一天，杭州有一位名士请他吃豆腐，那道豆腐是用豆腐和芙蓉花烹煮在一起的。豆腐清白如雪，花色艳似云霞，吃起来清嫩鲜美。袁枚急忙请教做法。主人秘不肯传，笑道："古人不为五斗米折腰，你若肯为豆腐折腰，我就告诉你。"

袁枚听了赶紧离席鞠躬，完了以后大笑，说："我今为豆腐折腰矣！"

主人告诉他这个菜名叫"雪霞羹"，因豆腐似雪，芙蓉如霞而得名，并告诉他烹调的方法。袁枚归家后如法炮制。袁枚为豆腐折腰，一时传为美谈。

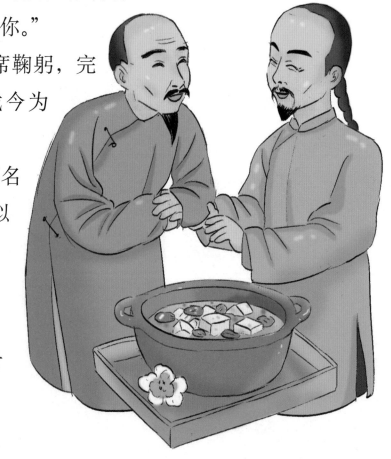

关羽与皮蛋豆腐

皮蛋豆腐是一道家常凉拌菜，主要制作材料为内酯豆腐、榨菜、皮蛋、香油、香菜，其制作简单、营养丰富、清热解火，富含人体所需的多种营养成分。谈到皮蛋豆腐的起源，还有一个传说，据说与三国时期的关羽有关系。

传说三国时期，刘备自东吴借兵之后，便带着人马攻打西川，留下关羽镇守荆州。这一年夏天，天气酷热，将士们顶着太阳练习武艺，个个汗流浃背。时间一长，许多将士心生内火，大便干结，小便赤黄，口干舌烂。关羽十分着急。一天，关羽独自一人在书房沉思默想，不觉日上三竿，部下端来饭菜，其中有一样卤黄豆。关羽马上联想到豆腐，医书上说过石膏性凉，可祛火，不妨试一试。关羽吩咐军士泡豆、煮浆，亲手用石膏点豆腐，因石膏点轻了，豆腐打得嫩，不能炒。将士们只能用食盐拌着吃，说来也巧，这种豆腐就像一剂良药，将士们吃了它，病慢慢好了。后来，一些江陵籍的军士把家乡出产的皮蛋拌入嫩豆腐，加上佐料，这道菜不仅味道鲜美，而且清热解毒，成为一道名菜流传至今。

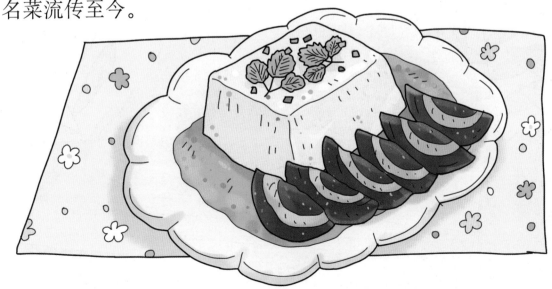

孙中山倡导吃豆腐

革命先行者孙中山在他的讲话和著作中，曾多次谈到豆腐。他在《建瓠集》赞豆腐："水者，柔德；干者，刚德；无处无之，广德；水土不服，食之则愈，和德；一钱可买，俭德；徽州一两一碗，贵德；食乳有补，厚德；可去垢，清德；投之污则不成，圣德；建宁糟者，隐德。"这"十德"，颂扬国民具备的豆腐品德和素质。并以清代胡济苍的豆腐诗"信知磨砺出精神，宵旰勤劳泄我真。最是清廉方正客，一生知己属贫人"鼓励革命党人以豆腐精神律己为民，献身民族解放事业。

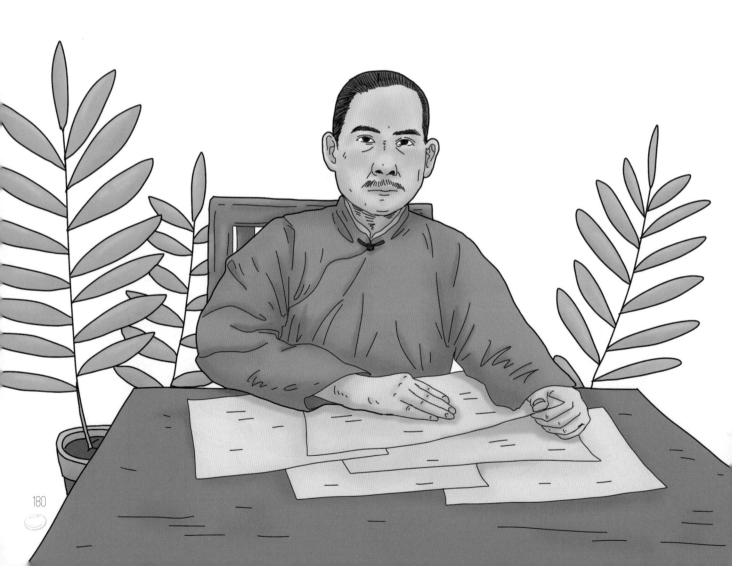

学过医学、懂得营养科学的孙中山，还以高瞻远瞩的战略眼光，把平凡的豆腐写进他的纲领性文献著作《建国方略》："中国素食者必食豆腐。夫豆腐者，实植物中之肉料也。此物有肉料之功，而无肉料之毒……"将豆腐视为最有益于养生的健民强国之国宝。

孙中山不仅倡导国民吃豆腐，而且自己也喜欢吃豆腐。除了猪血豆腐、八宝豆腐、红烧豆腐、油煎豆腐，尤以酿豆腐最吸引他。酿豆腐是广东客家人的传统名菜，选用五花肉，配以适量的虾米、鱿鱼、鲜鱼肉、香菇等剁成馅，再加少许鸡蛋、淀粉、鱼胶、胡椒、葱白等做调料，将小方块豆腐对角切开，在切面剜一小口，嵌进肉馅，将酿好的豆腐用油煎成金黄色，加酱油或鱼胶、胡椒粉，用鸡汤煨透，湿淀粉勾芡，撒上葱花、香菜等，趁热食用。

孙中山第一次吃酿豆腐，还出了个笑话。那是在1918年的夏天，孙中山到梅县松口视察，前中国同盟会会员谢逸桥在灵光寺请他吃酿豆腐，顿时觉得味美可口，便问菜名，一位乡绅用半生不熟的普通话回答，把酿豆腐说成"羊斗虎"。孙中山听了开始是一愣，后来明白过来，哈哈大笑："羊斗虎？有意思！"这一语音误会，给酿豆腐添了一个有趣的雅号。

瞿秋白以豆腐明节

以豆腐的清白方正显明自己的做人气节是许多英雄人物的做法，比如清初名士金圣叹被问斩前一刻，告诉看守他的狱卒："豆腐干和花生一起嚼，有火腿的味道。"革命先烈瞿秋白在《多余的话》篇末也用豆腐明节。

瞿秋白被俘后，宋希濂待之甚厚，曾经的故旧、从前的学生，前后接踵而至的劝降者络绎不绝……瞿秋白皆欣然会见，聊情谊可以，谈往事也行，但一说到劝降，立马翻脸，闭口不言。瞿秋白自知必死，除六天六夜写就《多余的话》，每天的时间就是寄情于练字、画画、刻章，无论国军官兵谁来求字、求画或求章均一概赠予，谈笑之从容，生死之看淡，令所有与他接触过的国民党军官兵人人钦佩、个个仰慕。而在他的遗笔——《多余的话》的最后一段，他这样写道："中国的豆腐也是很好吃的东西，世界第一！"

这就是古今文人才子无惧生死的气节，这就是英雄名士豪迈不羁的典范！

汪曾祺与高邮汪豆腐 》》

作家汪曾祺曾说："人不管走到哪一步，总得找点乐子，想一点办法，老是愁眉苦脸的，干嘛呢！"他十分爱吃豆腐，并专门为豆腐写过一篇同名散文，介绍南北豆腐不同的制作方法和不同的做法、吃法。文中专门介绍了汪豆腐的做法："汪豆腐好像是我的家乡菜。豆腐切成指甲盖大的小薄片，推入虾籽酱油汤中，滚几开，勾薄芡，盛大碗中，浇一勺熟猪油，即得。"后来，有人说汪豆腐是汪曾祺发明的，其实不是。只因为都有汪字，又出现在汪味馆里，所以才出现了这种理解。但其实汪豆腐的"汪"，和汪曾祺并无关系，应该是"水汪汪"的意思。这道菜有个好听的名字——"珠湖雪浪"，珠湖是高邮湖的别称，白色的豆腐就像点点浪花，可以说十分具有文艺气息了。

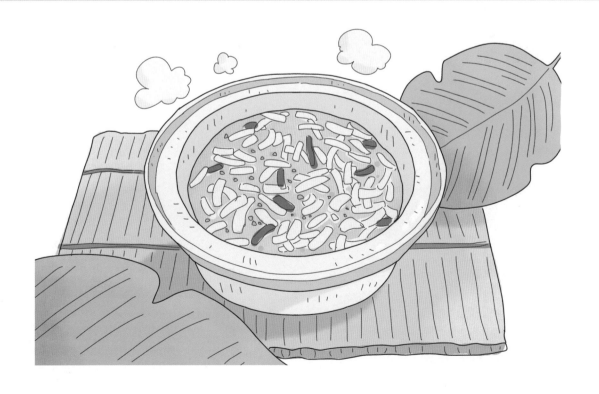

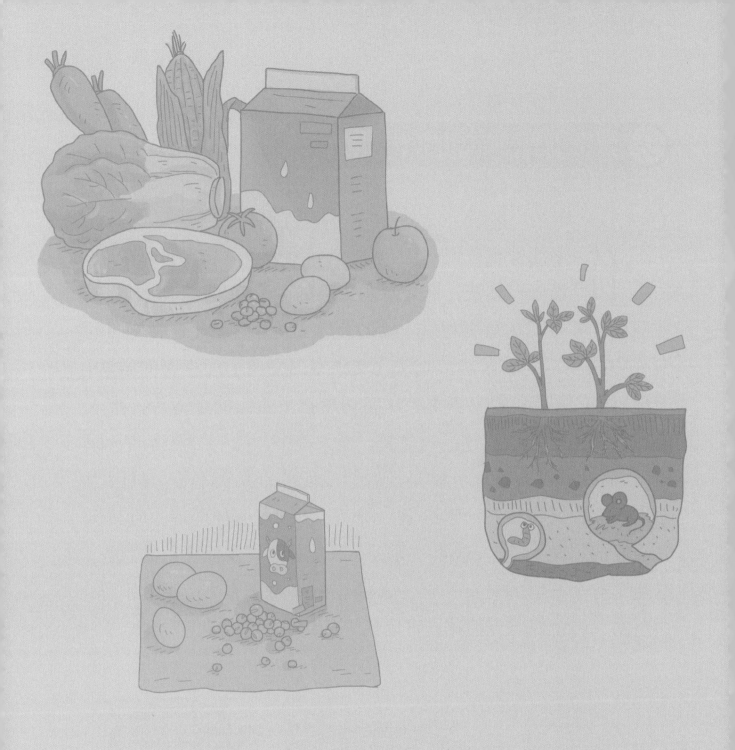
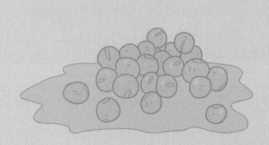
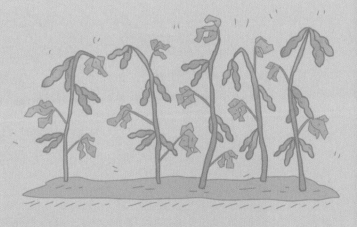

为什么说大豆是蛋白质"金字塔"塔尖上的食物？

为什么说大豆食品是饮食健康的必选项？

目前，我国居民是怎样看待豆制品的？

多吃豆制品的益处有哪些？

国家层面对大豆和豆制品有哪些战略政策支持？

为什么说豆制品关乎人民菜篮子安全？

如果没有大豆和豆制品，我们的生活会怎样？

日常饮食的"豆达标"怎么实现？

以上疑问，都将在下面的故事中找到答案。

蛋白质等级有个"金字塔"，大豆蛋白在"塔尖"！

作为一切生命的物质基础、机体细胞的重要组成部分、人体组织更新和修补的主要原料，蛋白质自1838年被发现以来，一直被誉为"生命的基石"，在一定程度上可以说没有蛋白质就没有生命，没有大豆蛋白就没有更健康长寿的生命体质。其实，蛋白质有等级差别。

国际血脂专家小组基于现有研究数据，以膳食中蛋白质摄入和心脑血管疾病的风险为衡量标准，绘制的"蛋白质来源金字塔"中，蛋白质排名由劣向优依次为加工红肉、未加工红肉、禽类、鸡蛋和奶制品、鱼类，而位于塔尖的大豆、豆类及坚果是最好的蛋白。众所周知，大豆、豆类是豆制品的主要原料，也就是说，豆制品是"蛋白质来源金字塔"塔尖食品！是最优质的蛋白质来源食品。

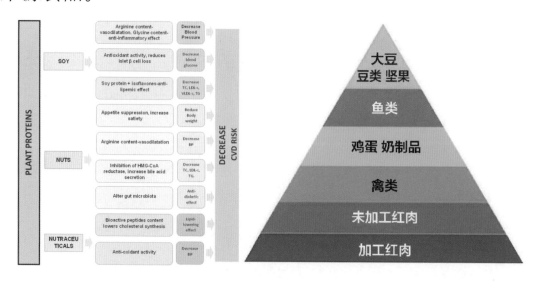

（来源：国际血脂专家小组研究数据）

　　《美国医学会杂志》刊登的一项前瞻性队列研究就发现，每天增加摄入豆腐等植物蛋白的比例，对长寿有益。

　　该研究分析了1995—2011年美国国立卫生研究院饮食和健康研究中心416 104名男性和女性的数据，他们的总体中位年龄男性为62.2岁，女性为62.0岁。在考虑到一些重要的临床和其他危险因素后，发现在每天摄入的能量中植物蛋白（而非动物蛋白）占比每增加3%，早亡风险可降低10%。如果用豆腐等植物蛋白替代鸡蛋，男女早亡风险分别降低24%和21%；用豆类等植物蛋白代替牛肉等红肉，可使男女早亡风险分别降低13%和15%。

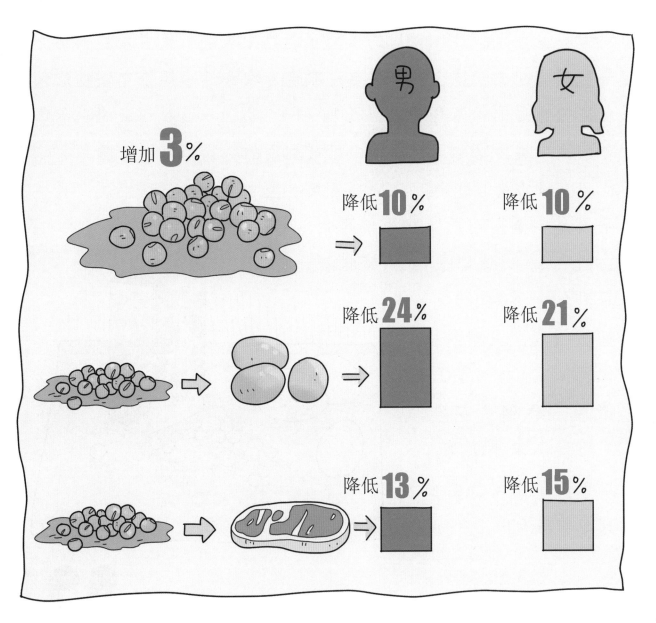

豆豆说豆

大豆蛋白的氨基酸组成

大豆中蛋白质含量约占营养物质总量的36%左右，是大米、小麦的4～5倍。大豆蛋白所含氨基酸种类很多，目前已知构成生物体蛋白质的20种氨基酸中，大豆蛋白除蛋氨酸含量略低外，其余氨基酸含量均较丰富，特别是赖氨酸、色氨酸等谷物植物中缺乏的必需氨基酸。大豆蛋白的氨基酸组成与牛奶蛋白相近，是植物性的完全蛋白质。1985年，联合国粮食及农业组织（FAO）及世界卫生组织（WHO）的人类试验结果表明，大豆蛋白人体必需氨基酸组成较适合人体需要，联合专家评估小组提出蛋白质消化率校正后的氨基酸分数（PDCAAS），以2～5岁儿童的必需氨基酸需求量为基准，将食物中可被利用的必需氨基酸含量与之相比较，满分为1.0，即100%，表明该蛋白质为优质蛋白质。大豆蛋白是完全蛋白质，与牛奶蛋白、鸡蛋蛋白的PDCAAS值都是1.0，意味着大豆蛋白的氨基酸接近人体氨基酸组成，且容易被消化吸收，而牛肉是0.92，猪肉是0.84，花生是0.48，小麦是0.39，大豆蛋白优于动物蛋白和其他植物蛋白。

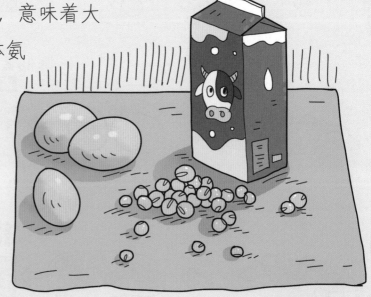

03 大豆食品是饮食健康的必选项 》》

为营养的基石、美味的代名词，主要成分为大豆蛋白的豆制品已经成为人们日常饮食中，保持结构膳食平衡和饮食健康的必选项。

现代营养学研究表明，蛋白质、脂肪、糖类等七大营养素共同维持人体生命活动以及保持人体的健康。豆制品中含有丰富的蛋白质，其中大豆的蛋白质含量高达35% ~ 40%，且大豆蛋白的氨基酸配比完美，能够均衡饮食营养。此外，比如可双向调节女性内分泌的大豆异黄酮、被称作"血管清洁剂"的大豆卵磷脂、可以促进肠道健康的膳食纤维、发酵豆制品中的维生素B_{12}，以及植物固醇、多不饱和脂肪酸、低聚糖等，以大豆为主要原料的豆制品中还含有很多有益于人体健康的成分，豆制品不仅是理想的动物肉替代品，更是日常饮食中不可或缺的营养支撑！

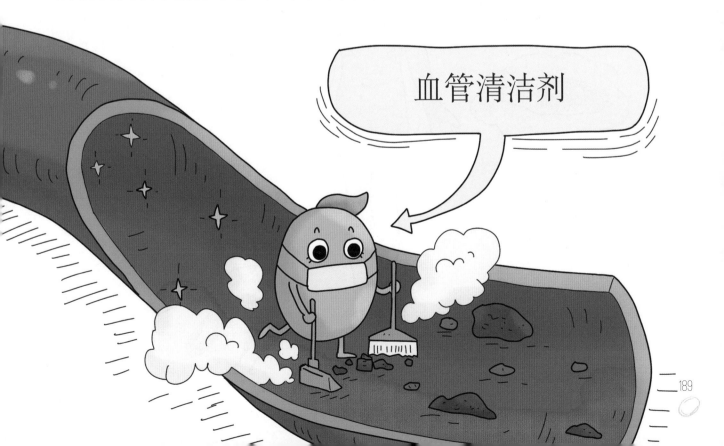

血管清洁剂

豆豆说豆

豆类及其制品是均衡膳食的必选项

众所周知，动物和植物食材的营养各有所长，营养结构的偏颇会造成人体营养失衡。如果肉食和脂肪摄取过量，而大豆等植物食材摄入过少，就会出现"营养不良"或"营养过剩"两种情况。在我国近年开展的健康调查中，因为肉类摄入过多而造成的"慢性病""富贵病"已成为危害居民健康的主要病种。而大豆类、水果等摄入普遍不足等膳食不平衡问题"是慢性病、富贵病发生的主要危险因素"。所以"增加富含优质蛋白质的豆类及其制品摄入"成为平衡膳食的关键措施。

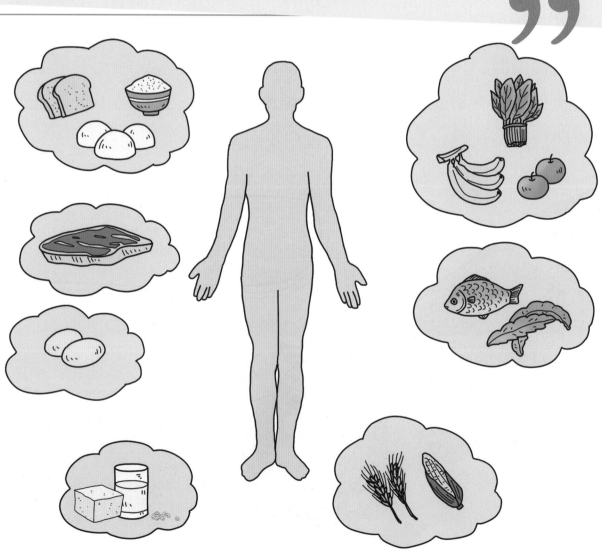

豆制品在居民餐桌的消费情况

长期以来，作为"东方健康膳食模式"中不可或缺的品类，豆制品占据居民家庭餐桌消费较为重要的位置。近年来，国人的餐桌发生着怎样的变化，人们对饮食营养、食品安全尤其是豆制品的需求有着怎样的期待呢？

需求方面

人均豆制品摄入量逐年上升，后续增长势头强劲

国家统计局《中国统计年鉴2021》显示，我国居民豆类消费量从2014年的人均7.5千克增长到2020年的人均10.0千克（27.4克/天）。豆类消费中，截至2021年年初，以浙江省为例，其人均豆制品消费量以干大豆计为19克/天，比2015年13.9克/天增加了36.7%！具体到日常饮食，以"新生代饮食教育大调查"为代表，1990—2018年，我国居民饮食质量进步明显。在饮食选择上，有超过七成的受访消费者已经注意荤素搭配，有接近一半的消费者在逛菜场、超市时会特意向孩子强调豆制品、蔬菜、水果等食品的营养价值，有二成多的受访者在家中会常备即食豆制品。

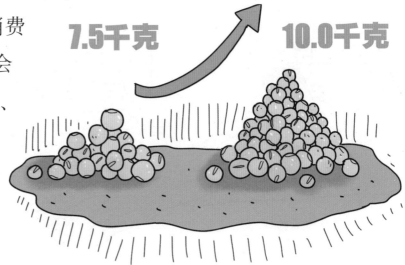

观念方面

从吃得好到吃得健康，57%的人认为豆制品是必需品

《小康》杂志联合国家信息中心在全国范围内进行的"2022中国现代饮食发展指数"等调查显示，作为优质蛋白质食物来源，豆浆（豆奶）与白开水、果汁、茶等同时入选成为"受访者最喜欢的饮品"，"优质蛋白质的摄入"已成为后疫情时代消费者愈发重视的日常饮食要素之一。有近57%的人认为豆类制品属于日常饮食要经常吃的必需品。受访者认为，豆制品成为经常吃的食品需要满足产品的丰富性（81.98%）、购买的便利性（73.87%），以及新鲜度（71.31%）、价格（59.32%）、服务水平（59.98%）等。

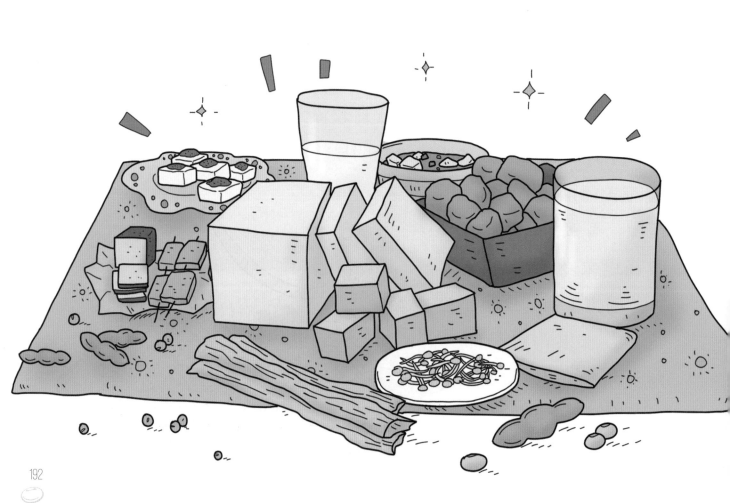

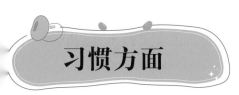

习惯方面

日常"加豆"，消费者渴望更多"新选择"

"新生代饮食教育大调查"显示，超60%的中国消费者在日常生活中视健康为头等大事，有接近一半的消费者开始尝试在日常饮食中增加豆类食品。对于豆制品，选择最多的是包装豆奶和速食豆干，其次才是食堂里的豆腐菜。近80%的消费者认为，目前市场上售卖的豆制品与他们理想的豆制品存在落差，希望豆制品有更丰富的选择性，希望豆制品在产品丰富性、购买便捷性、烹饪简单性、菜品创新性等方面进行提升，以便于他们把豆制品安排进日常菜谱里。

豆豆说豆

豆制品的食用场景

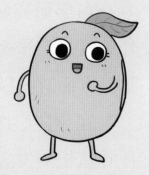

豆制品品种丰富，以豆浆、豆腐、豆花、豆干、素肉、豆浆粉、鲜腐竹、能量棒、大豆慕斯、大豆冰激凌，以及腐乳、纳豆、豆芽、臭豆腐、大豆蛋白粉、豆乳酪等为代表，豆制品遍布生鲜、饮品、干品、冻品、休闲、冲调、代餐、调味、蔬菜、小吃、方便食品、预制菜等几乎所有食品品类中，作为佐饭菜肴或健康零食，豆制品可以满足早餐、午餐、下午茶、晚餐、夜宵，乃至一人餐、团圆饭、旅行餐等多种消费场景需求。

日常饮食中多吃豆制品的诸多益处

国家卫生健康委员会发布的《成人高脂血症食养指南（2023年版）》建议："应提高大豆蛋白等植物性蛋白质的摄入，每天摄入含25克大豆蛋白的食品，可降低发生心血管疾病的风险。"

世界卫生组织（WHO）报告："每天吃100克红肉，可能会让患结肠癌的概率提高17%。"

同时，豆制品可提供与动物肉相同的蛋白质营养，但又不含胆固醇及抗生素，对人体健康具有重要意义。

食用豆制品对人类有重要的健康益处

科学研究显示，以豆腐、豆浆为代表的豆制品饮食不但对提升免疫力、平衡膳食营养、延缓衰老和早亡、帮助改善体重和减肥等方面有积极作用。

在预防心血管疾病，降低患糖尿病风险，防治脂肪肝，降低骨质疏松的发病风险，缓解更年期症状，预防老年痴呆，抑制乳腺癌、子宫内膜癌、卵巢癌和前列腺癌的恶化，乃至提高记忆水平、美白护肤、促进体内新陈代谢、缓解睡眠障碍、促进消化、改善脱发等方面，食用豆制品也很有帮助。

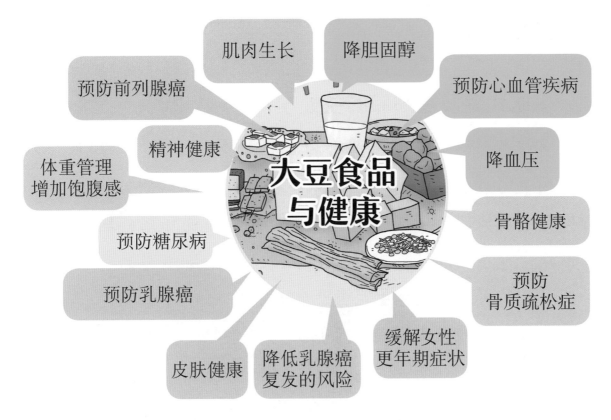

（综合自国内外的研究数据）

针对食用豆制品的好处，山东禹王生态食业有限公司提出了"禹王蛋白四律"：

第一律	第二律
从蛋白质含量上，瘦肉≈动物蛋白	从营养上，大豆分离蛋白＝动物蛋白

禹王蛋白四律

第三律	第四律
从防病上，大豆分离蛋白≥动物蛋白	结论：大豆分离蛋白≥瘦肉

豆豆说豆

多吃大豆及豆制品的益处

多吃大豆及豆制品有助于减肥。日本北海道大学研究显示，豆制品中的 β 伴大豆球蛋白能够促进饱腹感急速的分泌、维生素 B_1 具有促进糖分转化成能量和减少体内脂肪的作用、皂苷可抑制葡萄糖合成中性脂肪并抑制中性脂肪在脂肪细胞中的积聚，帮助人们降低体重或调整体重至健康状态。

多吃大豆及豆制品有益于肠道预防便秘。华南农业大学的研究显示，大豆膳食纤维可以减缓消化速度和最快速排泄胆固醇，保护脆弱的消化道和预防结肠癌；大豆低聚糖能抑制外源性致病菌和肠内因有腐败细菌的增殖并预防便秘……

多吃大豆及豆制品可预防孕期抑郁。日本爱媛大学的研究显示，在排除吸烟、收入、年龄等影响因素后，豆制品摄入越多，孕妇患抑郁症的数量比例越低。原因是，女性在生产前后体内雌激素水平变动较大，豆制品中大豆异黄酮具有类似雌激素的作用，可能具有抑制抑郁症的效果。

多吃大豆及豆制品可缓解睡眠障碍。肯塔基大学的研究显示，体内缺乏微量元素镁是导致睡眠障碍的重要原因，豆制品镁的含量高，多吃豆制品，尤其是睡前吃豆制品，可加强 γ－氨基丁酸（GABA）对脑部的放松效果和减少皮质醇的释放，有助于减少睡眠障碍和失眠的发生。

多吃大豆及豆制品可提高记忆与智力水平。匹兹堡大学的研究显示，豆腐中的卵磷脂，有益于神经、血管、大脑。脑神经细胞中卵磷脂的含量约占其质量的17% ~ 20%，充足的卵磷脂能维持脑细胞的正常代谢和运转，从而提高脑细胞的活性化程度，提高记忆与智力水平。

多吃大豆及豆制品有助于美容养颜。美国饮食协会和日本农林水产省食品综合研究所食品功能部研究室证实，豆芽中的维生素C有助于皮肤角质形成，能减少或防止皱纹出现，而所有豆制品中富含的大

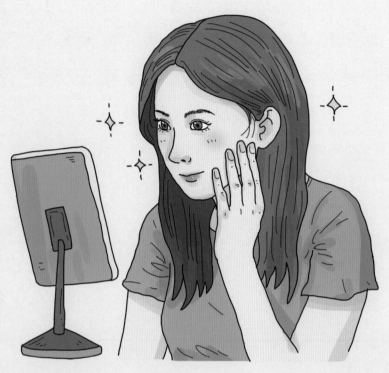

豆异黄酮，更能够弥补30岁以后女性雌性激素分泌不足的缺陷，改善皮肤水分及弹性状况。

多吃大豆及豆制品可预防脱发。科罗拉多州立大学、杨百翰大学和辛辛那提儿童医院医疗中心的研究发现，大豆异黄酮和食用大豆进入小肠被消化过程中会产生的小分子代谢产物雌马酚（一种植物雌激素），可以有效降低或阻断DHT（一种导致脱发的毛囊毒素）产生，预防脱发、延长头发生长周期、推迟头发掉落时间。

多吃大豆及豆制品可预防子宫癌、乳腺癌。夏威夷癌症研究中心的研究显示，食用大豆食品有利于促进他莫昔芬（一种抗雌激素）在体内的平衡作用，与不经常食用豆制品女性相比，以豆腐等富含植物雌激素食物为主要食物的妇女，患子宫癌的概率低

54%，乳腺癌的发病率也显著降低。

多吃大豆及豆制品可缓解更年期不适。美国一项迄今为止最大规模的综合研究发现，因为大豆异黄酮可以帮助平衡更年期阶段女性体内的雌激素，每天喝两次豆浆可使潮热等更年期不适的发生频率和严重程度降低26%；多吃豆制品还对延迟绝经，预防绝经后的骨质疏松，缓解焦虑、抑郁、烦躁等更年期综合征的症状有明显效果。

多吃大豆及豆制品可降低早逝及罹患心血管疾病和痴呆症等疾病的风险。综合国内外的研究可知，与较少食用豆腐等植物蛋白的绝经后女性相比，以豆腐、豆奶等植物蛋白为基础的饮食可降低女性早逝及罹患心血管疾病和痴呆症等疾病的风险。

"

食用豆制品有助于稳固国家粮食安全保障

多年来，我国粮食安全成功实现了"谷物基本自给，口粮绝对安全"，而大豆却长期依赖进口，2020年大豆进口量就超过了1亿吨，进口依存度达85%以上，且进口来源过于集中，90%以上的大豆来自巴西和美国两个国家。而进口大豆基本用于压榨，压榨获得的豆粕，作为饲料中的蛋白来源用于畜禽及水产养殖，从而满足居民动物蛋白消费需求。国产大豆主要用于豆制品制作，满足居民植物蛋白消费需求。所以多食用豆制品可以减少肉类的消费，降低对进口饲用大豆的依赖，提高国产大豆自给率，有助于稳固国家粮食安全保障，且实现动物蛋白与植物蛋白的摄入平衡，提升国民健康水平。

食用豆制品有利于土壤环境友好，可持续发展

　　豆制品生产的原料大豆，其生长具有的固氮特性可以增强土壤肥力，不仅能提高农田的生产率，还可减少对化肥的依赖，从而有助于减缓气候恶化。这些化肥的制造消耗大量能源，并向大气中排放温室气体，因此对它们的过度使用会给环境造成危害。当前我国推广的大豆和玉米、大豆和小麦的间作与套作，可以改善农田的生物多样性和土壤生物多样性，有助于保持并提高重要微生物的生物量和土壤活性，滋养那些有助于改善土壤结构并提供养分的生物体，不仅能提高生态系统应对干扰与压力的抵抗力和适应力，并且能遏制有害生物和疾病，有助于改善人类健康水平和保护地球。

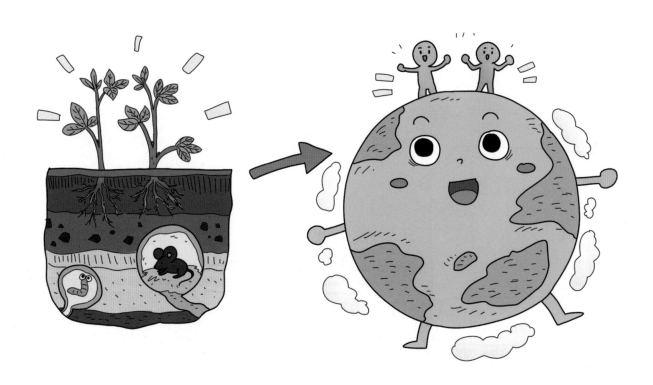

以禹王为代表的大豆蛋白加工企业聚焦科技创新，形成了"大豆育种—种植基地—加工制造—终端食品及销售"的全产业链创新模式，发明专利行业内遥遥领先，已成为引领中国大豆精深加工产业变革创新的中坚力量。

创制低温脱溶技术，带动中国大豆蛋白民族工业的发展：

1999年，低温食用豆粕问世，并持续开发了高品质的大豆子叶油、高油酸大豆油和二酯油，创新了高蛋白大豆精深加工发展之路，挽救了濒临破产的中国大豆蛋白民族工业，开创了高品质食用大豆油的新纪元。

子叶油：仅采用大豆子叶精华提取而成，ω–6和ω–3多不饱和脂肪酸，符合联合国粮食及农业组织推荐的至优比例6:1，比橄榄油更营养，是预防心脑血管疾病的健康食用油。

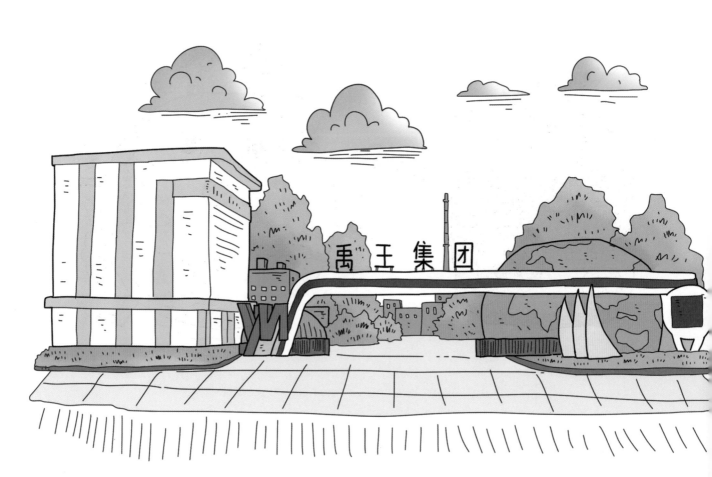

高油酸大豆油：油酸是一种单不饱和脂肪酸，被称为"血管的清道夫"。高油酸大豆油的 ω–9 单不饱和脂肪酸大于75%，降低 ω–6 多不饱和脂肪酸及饱和脂肪酸的比例，更有益于心脑血管健康。高油酸大豆油既适合凉调，又耐煎、炸、烤等高温烹调。

二酯油：主要成分是天然活性成分甘油二酯，可有效减少脂肪堆积，促进人体的整体代谢优化。二酯油中的甘油二酯含量大于80%，不仅具有减少内脏脂肪、抑制体重增加、降低血脂的作用，而且安全、营养，在食品、医药、化妆品等行业具有广泛应用。

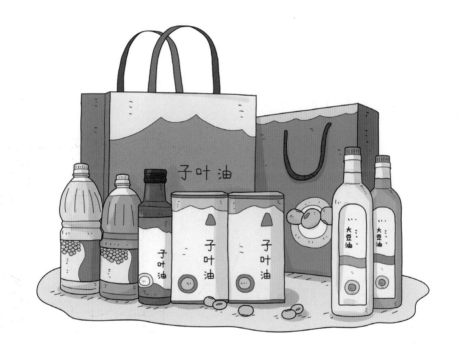

大豆蛋白及植物基食品深加工持续引领行业发展：

开创高凝胶型分离蛋白品类，凝胶功能性持续领先，正在引领行业发展。

饮料型分离蛋白溶解性好、黏度低，风味、口感俱佳。即饮型大豆蛋白饮料的蛋白质含量达5%～10%，远超牛奶3%左右的蛋白含量。大豆蛋白固体饮料蛋白含量超过80%，每100克蛋白粉中的蛋白质含量相当于400克牛肉中的蛋白质含量。

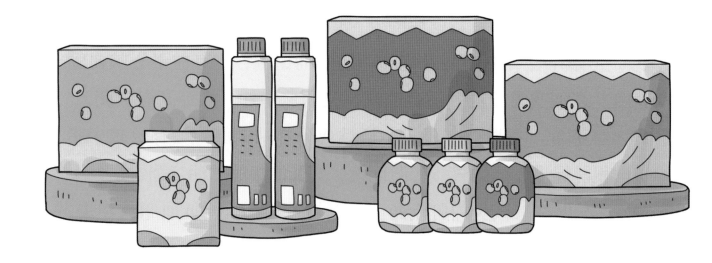

大豆蛋白肽饮料突破了小分子肽饮料行业难题，活性肽含量高，稳定性强，酸性条件不沉淀。

基于大豆蛋白的植物肉在口感上赶上或超过动物肉，在咀嚼感、结构状态与均衡营养等方面实现了全面突破，并实现产业化。

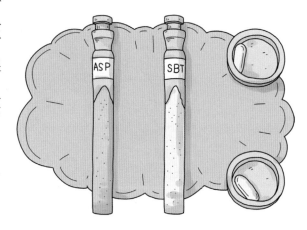

以禹王为代表的大豆蛋白加工企业深度开发利用副产物，实现了"物尽其用、吃干榨净"：

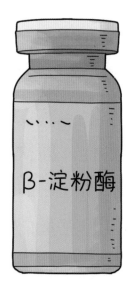

利用大豆乳清水提取的胰蛋白酶抑制剂，解决了胰岛素诞生100年来，糖尿病人不能口服必须打针的痛苦问题。胰蛋白酶抑制剂提供了一个可将蛋白质类药物由注射改为口服的重要给药平台。

利用大豆乳清水提取的高活性大豆 β-淀粉酶是高麦芽糖浆、啤酒、面包等淀粉糖化加工必不可少的生物催化剂，具有适温范围广、酶活稳定、糖化作用均衡的特点。

利用大豆乳清水中的小分子活性物质加工的ALSP蛋白豆液清洗剂，符合洗涤剂国家标准A类产品标准，洗涤效果好，易生物降解，更安全，更环保，符合全球植物基绿色洗涤的潮流。

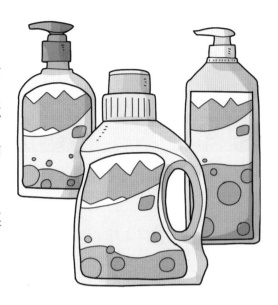

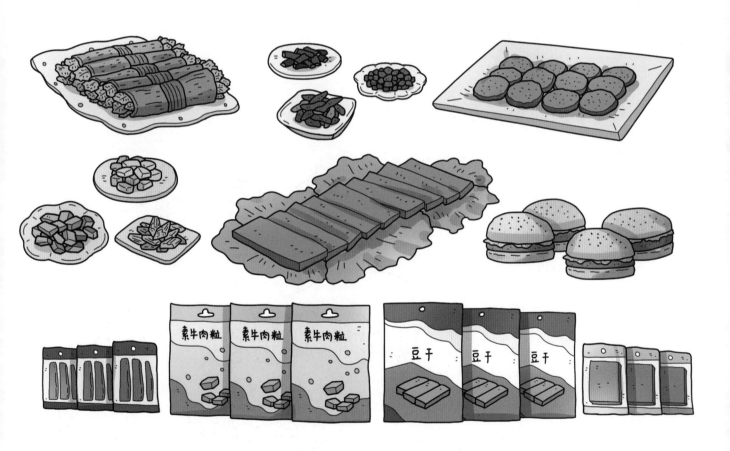

国家层面对大豆和豆制品的战略政策支持

从 2019年的中央1号文件提出"实施大豆振兴计划"算起，大豆及大豆产业链已连续4年写入中央1号文件和《"健康中国2030"规划纲要》《国民营养计划（2017—2030年)》等强化以大豆为代表的植物饮食为标志。可以说，国家层面对大豆和豆制品的战略政策支持越来越多，2019年以来，国产大豆和大豆食品消费已经进入"增量时代"。

《中国的粮食安全》白皮书11次提到"大豆"，贯穿白皮书所有章节

作为以"大食物观"构建粮食安全大格局的一个具体体现，"大豆"在国务院新闻办公室发布的《中国的粮食安全》白皮书中出现了11次，贯穿白皮书的"中国粮食安全成就""中国特色粮食安全之

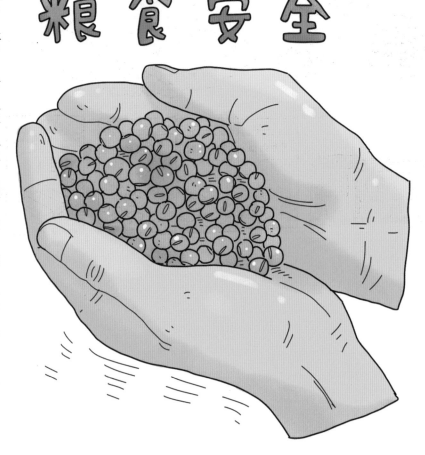

路""对外开放与国际合作""未来展望与政策主张"章节。不但在"中国特色粮食安全之路"中反复提及，在"未来展望与政策主张"中，更将发展"大豆"列为"提高粮食生产能力"与服务农业绿色发展和"健康中国"建设的重要组成部分。

《"健康中国2030"规划纲要》

2016年10月25日，中共中央、国务院发布了《"健康中国2030"规划纲要》。文件要求：制定实施国民营养计划，深入开展食物（农产品、食品）营养功能评价研究，全面普及膳食营养知识，发布适合不同人群特点的膳食指南，引导居民形成科学的膳食习惯，推进健康饮食文化建设；建立健全居民营养监测制度，对重点区域、重点人群实施营养干预，重点解决微量营养素缺乏、部分人群油脂等高热能食物摄入过多等问题，逐步解决居民营养不足与过剩并存问题。

《国民营养计划（2017—2030年）》

2017年6月30日，国务院办公厅发布了贯彻落实《"健康中国2030"规划纲要》的《国民营养计划（2017—2030年）》。文件要求加大力度推进营养型优质食用农产品生产，编制食用农产品营养品质提升指导意见，提升优质农产品的营养水平，将"三品一标"农产品在同类农产品中总体占比提高至80%以上。

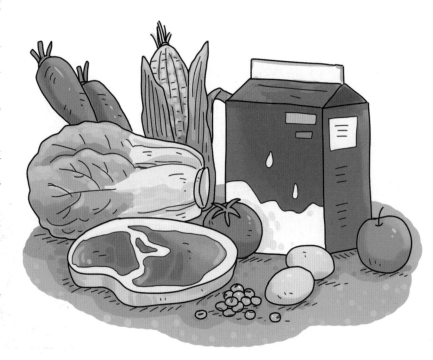

同时，强化营养主食、双蛋白工程等重大项目实施力度，继续推进马铃薯主食产品研发与消费引导，以传统大众型、地域特色型、休闲及功能型产品为重点，开展营养主食的示范引导；以优质动物、植物蛋白为主要营养基料，加大力度创新基础研究与加工技术工艺，开展双蛋白工程重点产品的转化推广。

《中国青少年健康教育核心信息及释义（2018版）》

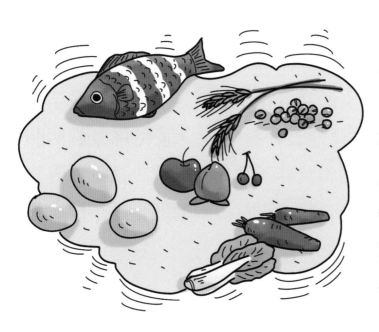

2018年9月25日，国家卫生健康委员会发布了《中国青少年健康教育核心信息及释义（2018版）》。该文件指出了青少年生长发育迅速，对能量和营养的需求相对较高，合理膳食、均衡营养是智力和体格正常发育乃至一生健康的保障。该文件建议青少年食物多样，争取做到餐餐有谷类、顿顿有蔬菜、天天吃水果，适量摄入鱼禽肉蛋；保证每天摄入300克奶或奶制品，常吃豆制品。

《大豆振兴计划实施方案》

2019年3月15日，农业农村部印发了《大豆振兴计划实施方案》。文件指出："大豆是优质的植物蛋白资源，也是健康的食用植物油资源。随着居民消费结构升级，对大豆需求快速增加，国内产需缺口不断扩大。为实施好新形势下国家粮

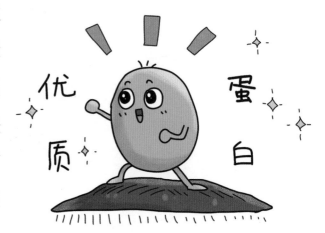

食安全战略，积极应对复杂国际贸易环境，促进我国大豆生产恢复发展，提升国产大豆自给水平，农业农村部决定从2019年起实施大豆振兴计划"并将"要发展大豆合作社和大豆加工企业，提高大豆生产经营的组织化程度和水平"列为落实计划的3个发力方向之一。

大豆和油料产能提升工程

2022年2月22日，题为《中共中央、国务院关于做好2022年全面推进乡村振兴重点工作的意见》的中央1号文件正式发布。文件提出："大力实施大豆和油料产能提升工程。加大耕地轮作补贴和产油大县奖励力度，集中支持适宜区域、重点品种、经营服务主体，在黄淮海、西北、西南地区推广玉米大豆带状复合种植，在东北地区开展粮豆轮作，在黑龙江省部分地下水超采区、寒地井灌稻区推进水改旱、稻改豆试点，在长江流域开发冬闲田扩种油菜。开展盐碱地大豆种植示范。"

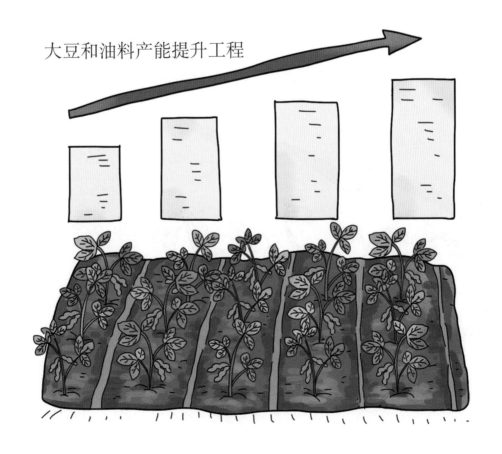

大豆和油料产能提升工程

菽香悠远话 **大豆**

国家卫生健康委员会：开展大豆蛋白营养价值宣传推广

2023年1月，国家卫生健康委员会发布《对十三届全国人大五次会议第5897号建议的答复》，就下一步工作目标和计划表示："将持续推进营养健康科普宣教，开展大豆蛋白营养价值宣传推广，提升营养健康服务供给能力。支持双蛋白工程研究，创新产业发展。加强'数字三品'建设，完善和提升豆奶等植物蛋白食品工业相关标准。"

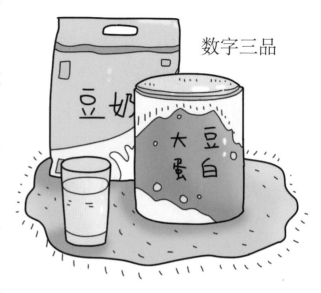

数字三品

国家推出稳定2023年大豆生产一揽子支持政策

2023年3月，贯彻落实习近平总书记重要指示精神和中央决策部署，稳定2023年大豆生产，保障种豆农民合理收益，中央农村工作领导小组办公室协调推动农业农村部、国家发展和改革委员会、财政部、国家粮食和物资储备局等部门，统筹考虑大豆市场供需形势、比较效益和农民种植意愿等因素，出台一揽子稳定大豆生产支持政策措施，形成补贴、保险、收储协同发力的一套政策"组合拳"，多措并举、综合施策，释放明确信号。

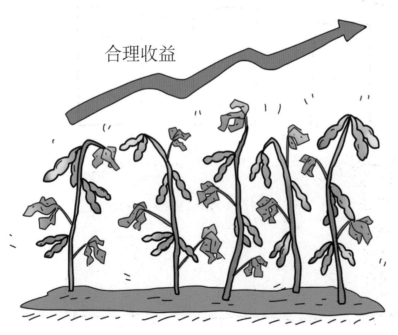

合理收益

大豆在我国食物系统中的独特价值

综观历史，在居民动物蛋白消费量相对不足的时期，大豆提供的植物蛋白为我国居民的健康发挥了重要作用，大豆及其相关的饮食文化更是中华农耕文明的重要内容。在当前食物系统转型过程中，大豆及其豆制品依然是改善居民膳食平衡的重要一环。除此之外，大豆还对我国粮食安全、民生菜篮子等方面具有不可替代的多重价值。

大豆对于国家粮食安全意义重大

我国大豆需求长期依赖进口满足，2020年大豆进口量就超过1亿吨，进口依存度达85%以上，且进口来源过于集中，90%以上的大豆来自巴西和美国两个国家。新冠肺炎疫情和地缘政治冲突的现实使我们迫切地意识到，振兴国内大豆生产，提高大豆自给率对维护我国粮食安全意义重大。而我国进口大豆所压榨的豆粕主要用于畜禽及水产养殖的蛋白饲料，若能以优质的国产食用大豆和制品替代部分动物性食品的消费，降低对进口饲用大豆需求的依赖，实现动物蛋白与植物蛋白的摄入平衡，对于维护粮食安全也有重要的意义。

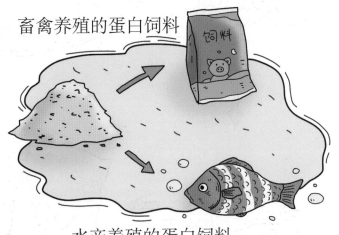

畜禽养殖的蛋白饲料

水产养殖的蛋白饲料

豆豆说豆

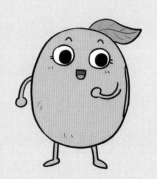

我们吃的素与肉，都是大豆变的

人类健康成长离不开蛋白质，动物的健康生长也离不开蛋白质。大豆做成豆腐等豆制品为人类直接提供蛋白质，化身豆粕时，作为饲料转化为肉蛋奶，间接为人类提供蛋白质。可以说，不论是人直接吃豆制品，还是吃动物肉，其实都是吃大豆，只不过动物肉是动物吃豆以后变成的，而后变成了动物蛋白。我们必须要进口大豆，原因是需要用进口大豆加工为豆粕做饲料，可以说，没有豆粕，没有大豆蛋白，就没有我们现在市场上的肉蛋奶。从本质上讲，用豆粕做饲料转化为动物肉的过程，是资源的极大浪费。从对人的营养保健免疫功能讲，是从更优质免疫的蛋白质转化为品质更差但更适口蛋白质的过程。

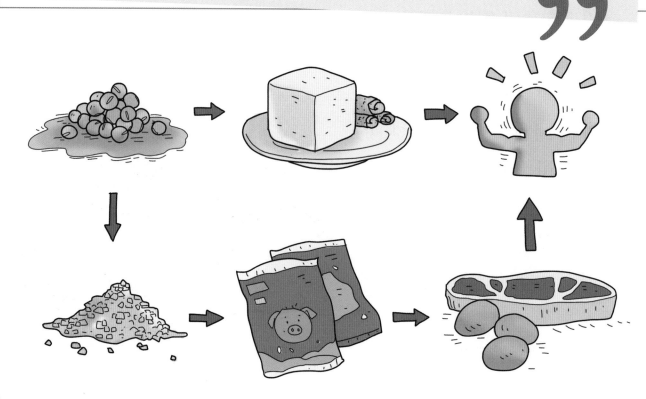

豆制品关乎民生菜篮子安全

众所周知，以豆腐、豆浆为代表的豆制品是百姓生活离不开的食品，也是菜篮子工程的重要组成部分，更是关乎改善国民饮食结构、提高国民营养和健康水平的关键食品。长期以来，因为营养价值高、生产周期短、企业分布广、物流半径短等特点，豆制品一直在保障供应、均衡营养、维持市场秩序、稳定菜价等方面长期发挥着十分关键重要的作用。这种民生保供的重要价值，在新冠肺炎疫情阻击战、河南水灾保供等突发事件中表现得极为突出。

豆豆说豆

豆制品与应急保供

豆腐、豆浆等豆制品的生产原料单一，仅为大豆和水。我国是大豆的发源地，也是食品大豆（相对于压榨大豆而言）最大的生产国，食品大豆的产量稳定。除了企业存有部分库存在突发情况下可以不断供，全国各地都有大豆原料的存储，调配相对方便。只要民众有需要，就可以随时随地生产，迅速实现短期内供给稳定。

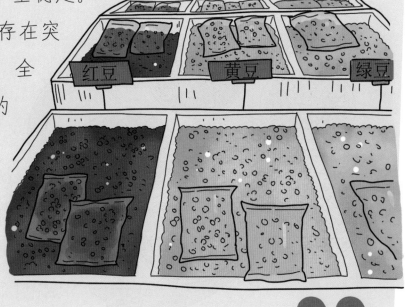

红豆　黄豆　绿豆

"爱豆"健康行动

以2020年7月6日，中国食品工业协会豆制品专业委员会发布《"餐餐食豆，健康驾到"行动宣言》；9月12日，在2020中国豆制品行业年会正式提出倡议并解读"餐餐食豆，健康驾到"与"早晚两杯奶：一杯豆奶，一杯牛奶"两个集体宣传语，3年来，在行业上下的协同努力下，通过"世界豆类日，爱豆大行动"和全行业联合开展的线下线上宣传，一个优势互补、错位协同的多维度"爱豆"饮食风尚正在悄然形成。一个新时代的豆制品消费风尚正在蓄能增势、呼之欲出。

企业参与方面

以2022年世界豆类日期间开展的"世界豆类日，爱豆大行动"为代表，据不完全统计，截至2022年7月，全国至少已有80家企业通过网站、门店、产品海报软文或豆制品进社区活动等渠道，在品牌推广和产品营销的过程，将"餐餐食豆，健康驾到"与"早晚两杯奶：一杯豆奶，一杯牛奶"这两个健康饮食理念向消费者进行了"本土化"传播，地域范围涵盖上海、北京、重庆、浙江、江苏、广东、四川、福建、安徽、内蒙古、宁夏、山东、黑龙江、辽宁、云南、湖南、河南、湖北、河北等近30个省份，为进一步推动良好豆制品饮食风尚的形成，展现豆制品在"健康中国"战略中的价值等起到了夯基垒台的开创性作用。但作为"豆制品行业集体宣传语"行动主力军，不论是参与企业数量、参与力度、推广频率、丰富程度，还是产生的影响范围、声量等仍相对有限，为后来者"弯道超车"提供了发挥创造力、提升行业影响、展示品牌价值的广阔空间。

学（协）会及媒体宣贯方面

　　中国食品工业协会豆制品专业委员会联合行业共同倡议并发布"餐餐食豆，健康驾到"与"早晚两杯奶：一杯豆奶，一杯牛奶"这两个行动公益广告，据不完全统计，截至2022年7月，全

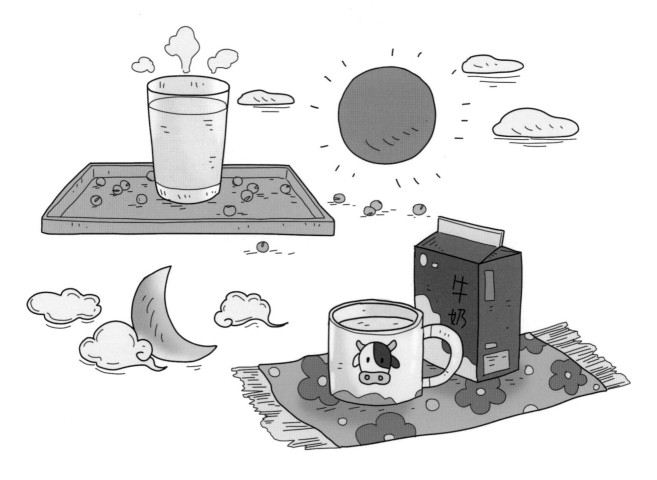

国至少已有中国国际大豆食品加工技术及设备展览会（SPEE）、第八届中国（注册）营养师大会、豆奶营养与健康高峰论坛暨《2020豆奶营养与健康白皮书》发布会等近10场会议的演讲或致辞中明确提到了"豆制品行业集体宣传语"，有中国豆制品网、凤凰网、中华网、和讯网、搜狐网等40余家新闻媒体，以及豆委会、"餐餐食豆"抖音号、全家营养科普、备好孕学堂、掌上帮厨、尽膳尽美等近20个自媒体账号在文章中或结尾处进行了传播或持续传播，有效增强了全社会对豆类和豆制品的了解，提升了全社会对豆类和豆制品的关注度和消费热情。

未来，随着"健康中国"战略的持续推进、豆制品营养价值的进一步凸显，将有更多学（协）会和媒体加入行动中来。

具体行动方面

比如在专题报告或出席开幕开业典礼时，嘉宾倡议参与到"早晚两杯奶：一杯豆奶，一杯牛奶"和"餐餐食豆，健康驾到"健康饮食行动中来；比如企业以当地消费群体为目标，在线下开展品鉴会、专题讲座，在抖音等线上平台发布豆类食品菜谱，有效传播和扩大在助力健康中国的社会责任感和品牌影响；从科普及传播豆类营养入手，邀请媒体、商超、社区等多渠道发布以"早晚两杯奶：一杯豆奶，一杯牛奶"为主题的海报、软文，花样解锁"爱豆"新玩法，进一步抬升了其在豆奶消费领域的美誉度和影响力。

豆豆说豆

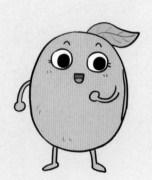

豆制品的"觉醒年代"

只有健康的饮食习惯，才有健康的身体；只有全民健康，才是健康中国！在健康中国战略和消费升级等众多因素联合驱动下，更加科学的膳食结构、更加健康的生活方式已经走进千家万户，许多人也已从最早的被动参与变为现在的积极践行，而在这一进程中，豆制品也迎来了又一个"觉醒年代"。

"餐餐食豆，健康驾到"与"早晚两杯奶：一杯豆奶，一杯牛奶"这两个豆制品行业集体宣传语将助力这一消费时代加速到来。

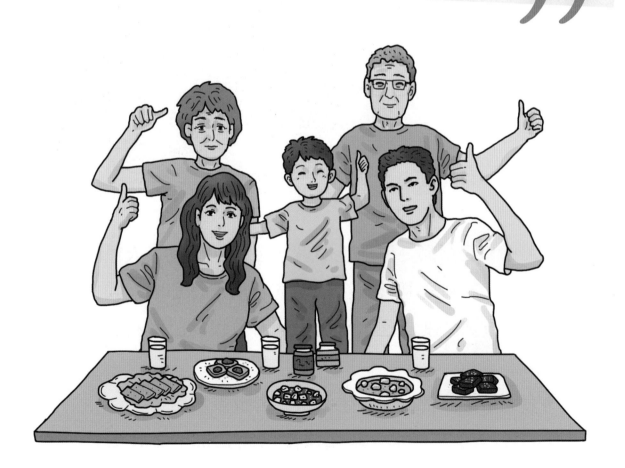

如果没有大豆和豆制品

有道是"一豆可知天下味"！作为大多数中国人心中的"国菜"代表，从最初的一块豆腐、一碗豆浆，到如今琳琅满目的豆制品美食矩阵，在两千多年的传承中，大豆及豆制品作为影响深远、享誉中外的重要健康美食，已经融入我们的生活深处。很难想象，如果没有大豆和豆制品，我们的生活会是什么样子？

中华农耕文明就不会诞生

如果没有大豆和豆制品，中华民族将发生重要改变。因为作为与中华民族和中华农耕文明共同诞生的"五谷"之一，大豆和豆制品是"农耕轮作"和"蛋白摄入"的关键一环，如

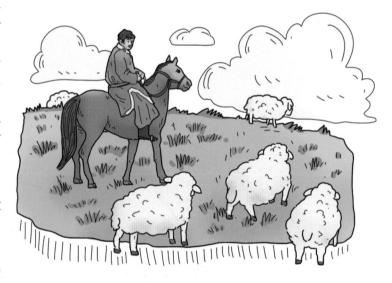

果没有大豆和豆制品，田地土壤就不会得到改良，人民的健康就会出现问题，农耕的基础就会松动甚至崩溃。那时，我们只能被迫转变生存方式，变成逐水草而居的游牧民族、渔猎民族或其他类型民族。

所有菜谱都将被改写，生活将失去很多乐趣

千百年来，大豆和豆制品饮食已经扎根于血脉深处，覆盖

了从传统菜肴、日常小吃到风俗习惯、起居日常等我们生活的方方面面。因此，如果没有大豆和豆制品，八大菜系中的众多豆腐菜、足以标记家乡味的各地豆腐小吃，乃至每天早上的豆浆油条，春节"吃豆腐，抢头福""端午节吃六白"等传统节日等习俗，都将消失。

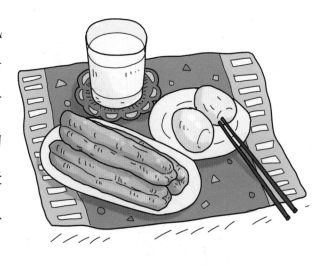

健康将失去重要保障，说话也会受到限制

大豆和豆制品作为平衡膳食的关键食品，如果没有大豆和豆制品，那么我们的膳食平衡将失去重要支柱！同时，大豆文化与中华文化同根同源，如"煮豆燃萁""种豆得豆"等一些与"豆"相关的语言和文化元素已经深入灵魂，深入日常语言，是中华民族割舍不掉的，更形成了独具中华文明风采的豆腐文化！如果没有大豆和豆制品，生活中将不再有"清白"之喻，不再有"淡味"清欢！

"菜篮子"安全将出现威胁，生活环境也将发生变化

豆制品可以即时生产，即时供应，一旦出现蔬菜、肉、蛋供应困难，可以保障紧急突发事件中的"菜篮子"供应安全。大豆种植可以改善地球生态，实现粮食安全，改善营养，促进可持续农业，促进农业生物多样性，增强我们对气候变化的抵御力。因此，如果没有大豆和豆制品，我们赖以生活甚至生存的这一切都将受到严重威胁。

因为8 000多年前，栽培大豆出现了；2 000多年前，豆腐诞生了，豆制品也越来越丰富，所以我们今天不用去面对"如果世界没有大豆和大豆制品"这个假想话题。所以，我们要在这里，真心地说一句："谢谢你，大豆！谢谢你，豆腐！"

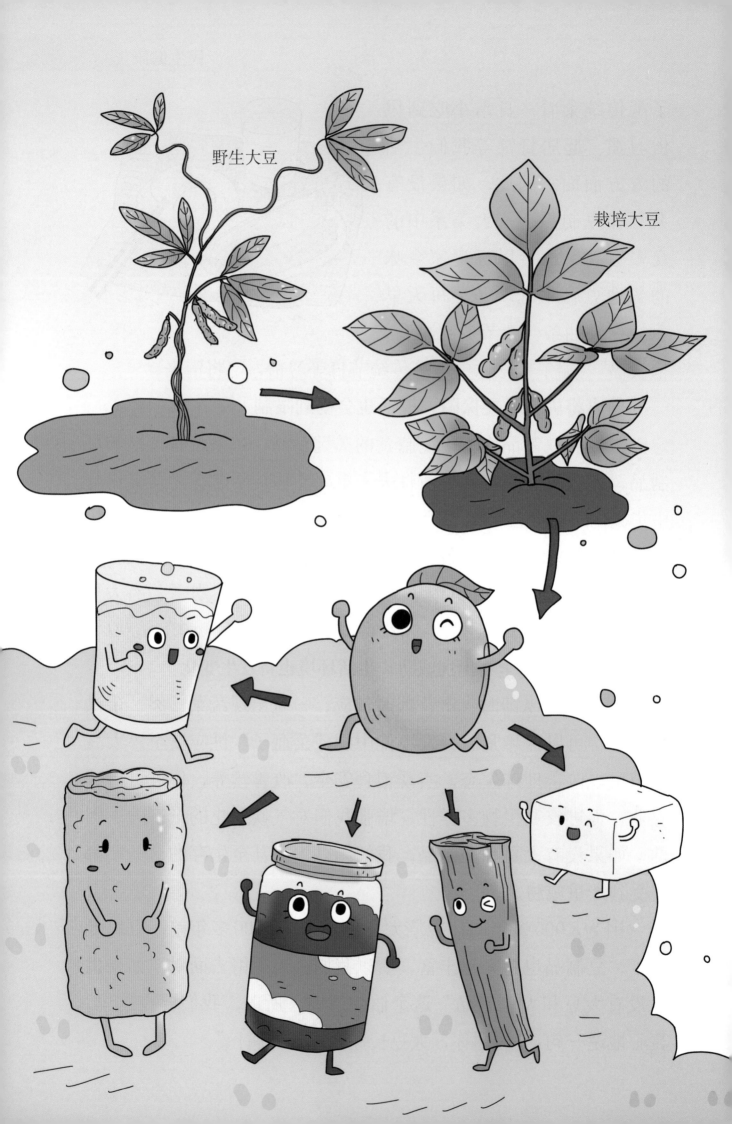

野生大豆

栽培大豆

日常饮食的"豆达标"怎么实现？

按照《中国居民膳食指南》《中国超重/肥胖医学营养治疗指南》《中国健康生活方式预防心血管代谢疾病指南》《成人糖尿病食养指南》《营养与健康学校建设指南》《新型冠状病毒感染的肺炎防治营养膳食指导》等健康营养指南中反复强调要求的，需要增加和提高对健康美味食品的摄入，怎么实现日常饮食的"豆达标"呢？按照《柳叶刀》的标准，以平均每天最低摄入60克干大豆或相当量的豆制品，才能达到日常饮食的"豆达标"。

常见豆制品每日进食份额与质量对比表
（以豆类的每天最少摄入量——60克计算）

品类	老豆腐（老豆腐）	嫩豆腐（南豆腐）	内酯豆腐	豆花（豆腐脑）	腐竹	豆干	素鸡	豆泡	豆腐丝	豆片（干豆腐）	豆浆（豆奶）	豆浆粉（豆奶粉）	黄豆芽	绿豆芽
质量/克	120	240	400	1 000	40	100	100	70	110	100	800	60	500	500
份额	半盒	1盒	2盒	2碗	半根	4块	1根	7个	半把	2张	2杯	2包	1包	1包

注：1.每日60克干大豆的摄入数据来源于《1990—2017年195个国家的膳食风险对健康的影响：2017年全球疾病负担研究的系统分析》。

2.表中的豆制品质量数值为60克干大豆的大约换算数值，未考虑大豆原料、生产工艺等因素，仅供参考。

3.上述份额计量单位"盒""块""根""碗""杯""包"等来源于超市豆制品柜台综合数据，具体分量，以企业产品包装标注为准。

4.资料来源：中国食品工业协会豆制品专业委员会整理数据。

如果你是一个人吃饭，那么：

★有些人会早、晚各喝1杯豆奶（豆浆），或上、下午各冲1小包豆奶粉（豆浆粉）；

★也有人选择1块豆腐，变换不同烹饪方式，将豆腐做成午餐或晚餐的美味下饭菜；

★还有人喜欢备一些即食豆干，这些豆干已经成为他们的休闲零食或加餐、代餐的首选。

如果你们是小两口，那么：

★许多家庭会把豆奶（浆）列为早餐的标配，把豆腐列入每周的菜谱；

★更多家庭则选择隔三岔五吃一次凉拌豆制品，比如拌豆腐丝、拌腐竹、松花豆腐等；

★还有些情侣喜欢晚上出去吃些豆腐小吃，比如炸臭豆腐、铁板豆腐、烧汁豆腐等。

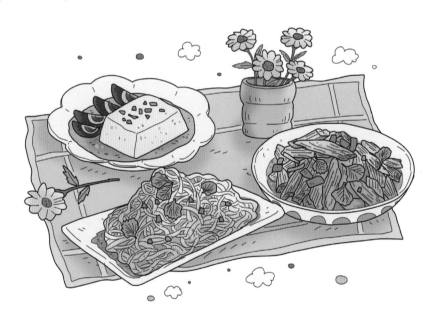

如果你们是三口之家或四口之家，那么：

★早餐除了豆奶（豆浆），豆花（豆腐脑）配油条也会成为这些家庭饮食的常客；

★夏天吃烧烤、冬季吃火锅时，豆片、豆泡、油皮、腐竹、冻豆腐等更是每餐必备。

如果你们是"数世同堂"的大家庭，那么：

★每一天的每一餐都会见到豆制品的影踪，但可能不是独立的豆腐菜，而是豆腐和其他菜搭配，做成腊肉香干、豆芽春饼、宫保豆腐、青菜豆腐汤等家常菜食；

★而比如早餐1碗豆腐脑、睡前1杯豆浆等，这些饮食习惯也已经是许多家庭和个人的健康选择！

此外，比如年轻人和小朋友喜欢大豆冰激凌、大豆奶茶，比如轻食人群钟爱全豆豆腐、全豆豆浆，再比如鲜腐竹、活体豆芽在火锅领域广受欢迎，甚至出现了针对糖尿病人和特殊群体的"豆食菜谱""豆制品拼盘"等，这些现象说明，在践行"早晚两杯奶：一杯豆奶，一杯牛奶"和"餐餐食豆，健康驾到"的科学膳食方面，我们的选择面越来越大，吃法也越来越多变！

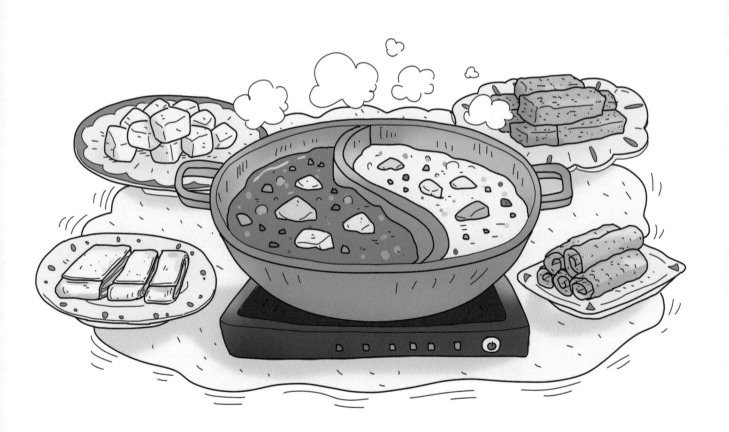

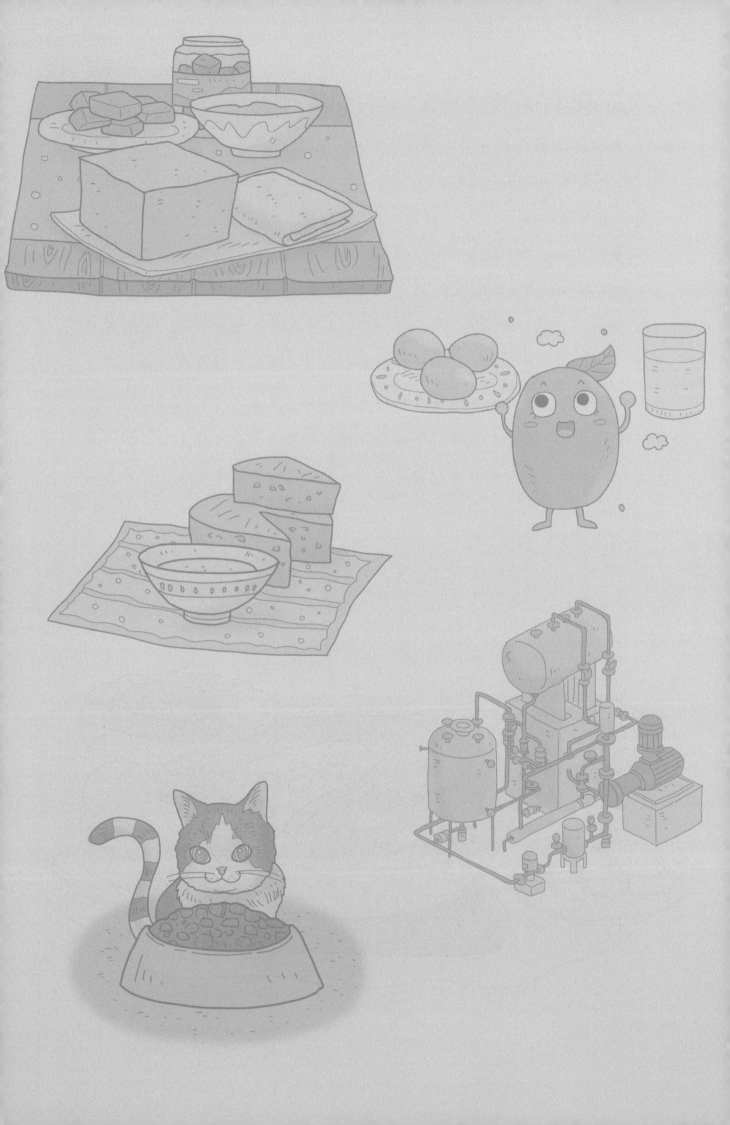

神奇百变

　　大豆被压榨以后，油和粕都用到哪儿去了？

　　除了食用、养殖，大豆还在哪些领域实现了成功应用？

　　在大豆食品加工领域，有哪些高科技呢？

　　我想，读完下面的这些故事，你会感叹，大豆真的非常神奇！

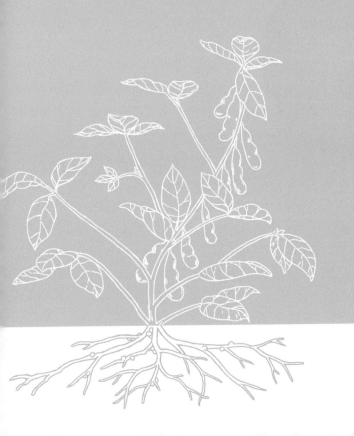

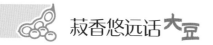

神奇的大豆，营养的宝藏

相信大家都知道大豆含有丰富的蛋白质，但其实大豆还含有许多不为人们熟悉的营养成分。大豆可谓全身都是宝，不少人称大豆为"十好学生"。那么，"宝藏"大豆到底有哪"十好"呢？其营养成分对人体有哪些帮助呢？下面我们就一起走近大豆及豆制品，探索属于它们的秘密！

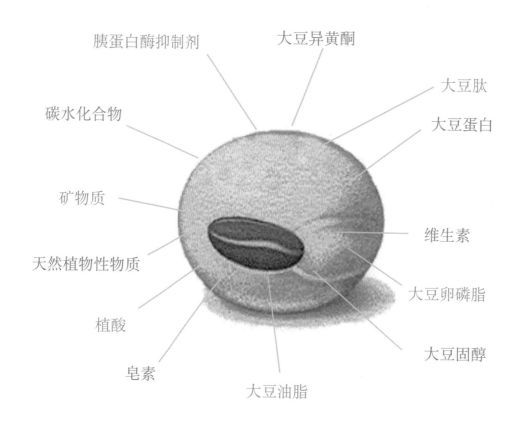

（来源：《大豆食品营养手册》）

大豆蛋白

大豆中蛋白质含量占大豆总量的36%左右，是大米、小麦中蛋白质含量的4～5倍。大豆蛋白所含氨基酸种类很多，目前已知的构成生物体蛋白质的20种氨基酸中，大豆蛋白中除蛋氨酸含量略低外，其余氨基酸含量均较丰富，特别是赖氨酸、色氨酸等谷物植物中缺乏的人体必需氨基酸。大豆蛋白的氨基酸组成与牛奶蛋白相近，是植物性的完全蛋白质。1985年，联合国粮食及农业组织（FAO）和世界卫生组织（WHO）的人类试验结果表明，大豆蛋白中的人体必需氨基酸组成较适合人体需要。对于2岁以上的人，大豆蛋白的生物效价为100，与鸡蛋、牛奶蛋白相同。

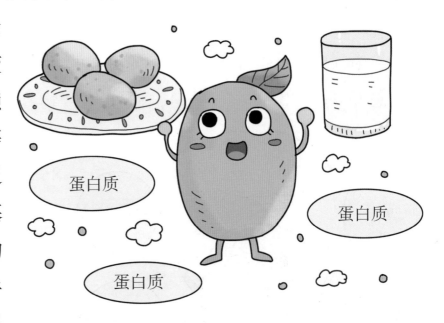

蛋白质

蛋白质

蛋白质

大豆油脂

大豆含有约19%的大豆油脂，大豆油脂中的脂肪酸所占比例最大的是多不饱和脂肪酸，接下来是单不饱和脂肪酸，最后是饱和脂肪酸。大豆含有两种人体必需脂肪酸：亚油酸和亚麻酸，这两种脂肪酸是维持健康所必需的物质，它们有助于机体对其他营

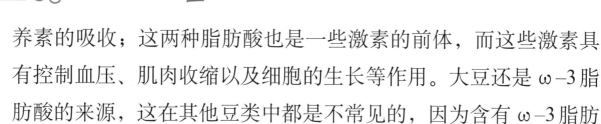

养素的吸收；这两种脂肪酸也是一些激素的前体，而这些激素具有控制血压、肌肉收缩以及细胞的生长等作用。大豆还是 ω−3 脂肪酸的来源，这在其他豆类中都是不常见的，因为含有 ω−3 脂肪酸，所以大豆对预防心脏病有帮助。

碳水化合物

全粒黄豆的碳水化合物（包括可溶性与不溶性碳水化合物）总量约占33.5%（干基），碳水化合物在子叶、豆皮、胚轴的含量分别为29.4%、85.9%、43.4%，通常豆皮中碳水化合物的含量约占全粒黄豆的7%～8%。大豆中能提供能量的重要物质是碳水化合物中的糖类和膳食纤维。这两类物质差不多占了碳水化合物总量的一半。和其他豆类类似，大豆中的膳食纤维主要是可溶性纤维，有助于预防心脏病和多种癌症。

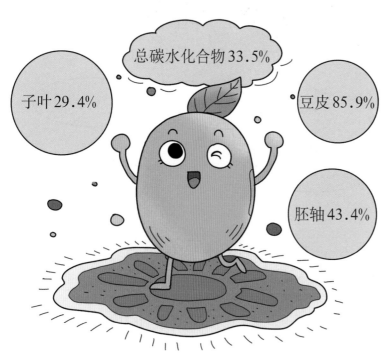

总碳水化合物33.5%

子叶29.4%

豆皮85.9%

胚轴43.4%

矿物质

大豆含有约5%的灰分，而主要以各种矿物质的化合物为主，诸如硫酸盐、磷酸盐、碳酸盐。大豆主要矿物质的浓度以钾为最高，其他依序为磷、镁、钙、氯等。大豆还含有微量矿物质，如硅、铁、锌、铜、硒等。

大豆异黄酮

异黄酮是黄酮类化合物中的一种，主要存在于豆科植物中，大豆异黄酮是大豆生长中形成的一类次级代谢产物。目前国际上有关大豆异黄酮的科学研究结果显示，大豆异黄酮主要有以下功效机理：①对身体雌激素具有双向调节作用；②具有防癌、抗癌作用；③具有降低胆固醇的作用。大豆是人类获得异黄酮的唯一有效来源。

大豆异黄酮通常在大豆胚轴（大约占大豆的2%）的含量较多，约为2.4%，而对大豆种子而言，其含量为0.2% ~ 0.5%。

各种大豆食品中异黄酮含量如下表：

大豆食品中异黄酮含量

产品	总异黄酮含量／（毫克／克）
烘焙大豆	2 661
豆浆	1 662 ~ 1 918
豆腐	531
豆腐泡	695
豆豉	865
大豆酱	647
腐乳	389
酸豆浆	282
煮豆	637
大豆面条	127

维生素

大豆含有水溶性维生素与脂溶性维生素两种。水溶性维生素主要包括维生素B_1（11.0～17.5微克/克）、维生素B_2（3.4～3.6微克/克）、维生素B_3（烟草酸，21.4～23微克/克）、维生素B_5（又称泛酸，13.0～21.5微克/克）以及叶酸（1.9微克/克）等；脂溶性维生素以维生素E与维生素A（其前身为胡萝卜素，0.18～2.43微克/克）以及微量维生素K（1.9微克/克）为主；此外，还包括亲脂肪性维生素肌醇（2 300微克/克，维生素B群之一）和胆碱（3 400微克/克，维生素B群之一）。

大豆卵磷脂

一般而言，大豆含有约0.4%的卵磷脂。卵磷脂是一种天然的生化清洁剂，可使血行畅通，头发亦能充分获得营养；男性精液中含有丰富的卵磷脂，适量食用大豆及豆制品，亦可提升男性精液质量；卵磷脂又为前列腺素，其关联物质的先驱物质，可提高免疫功能。

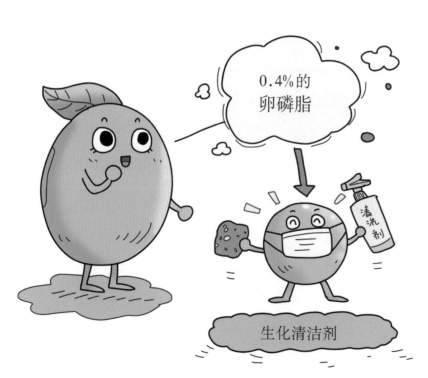

0.4%的卵磷脂

生化清洁剂

大豆固醇

　　大豆所含的大豆固醇，含量依序为 β-谷甾醇（24.6毫克/100克）、菜油甾醇（9.4毫克/100克）、豆甾醇（9.4毫克/100克）。大豆固醇经食用后，在人体内与胆固醇产生竞争作用而影响胆固醇吸收，使胆固醇浓度降低。因此，大豆固醇拥有优异的降低血清胆固醇效果而可预防高血清胆固醇症。美国食品药物管理局（FDA）认证了植物固醇对健康的作用：配合低饱和脂肪（每餐份1克以下）与低胆固醇（每餐份20毫克以下）的膳食，每餐份至少摄取含有0.65克植物固醇的膳食（每天2次），即每天至少摄取1.3克的植物固醇，可降低罹患冠状心脏疾病的风险。

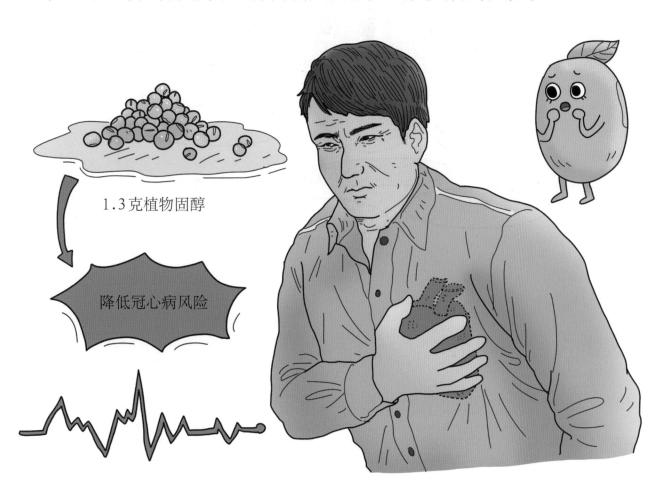

1.3克植物固醇

降低冠心病风险

皂素和植酸

大豆含有0.1% ~ 0.5%的皂素。研究发现,大豆中的皂素对人体拥有降胆固醇、抗凝血、抗血栓、抗糖尿病、抗癌、抗氧化以及刺激免疫等作用,而引起各界注目。

植酸亦为一种抗氧化物质,可以抑制自由基,因此可预防罹患癌症(尤其是结肠癌)。大豆中植酸含量为1.0% ~ 2.3%。

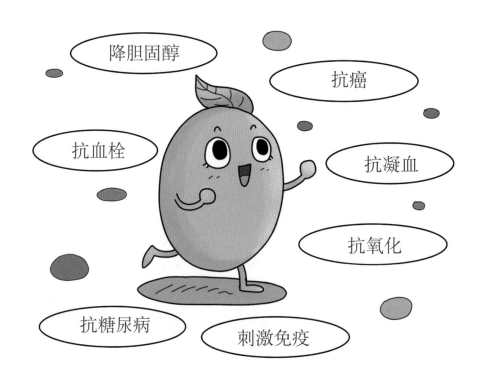

胰蛋白酶抑制剂

通常大豆食品如生豆浆等必须煮开才能食用,原因是未煮开的豆浆含有胰蛋白酶抑制剂等物质,直接饮用,会发生恶心、呕吐、腹泻等中毒症状。大豆约含有36%的蛋白质,而每克大豆中的胰蛋白酶抑制剂含量为17 ~ 27毫克。

　　然而，美国国家癌症研究所（National Cancer Institute，NCI）于1987年发表论文，认为蛋白酶抑制剂为抗癌剂，使得长久以来被看作抗营养成分的胰蛋白酶抑制剂变成了有利于健康与预防疾病的宝贵大豆成分之一。据纽约大学医学中心的研究，胰蛋白酶抑制剂可抑制乳腺癌、皮肤癌、膀胱癌的癌细胞生长。另外，胰蛋白酶抑制剂又可抵抗辐射能与自由基，协助强化免疫系统，而保护脱氧核糖核酸（DNA）免予受损，展现出预防各种慢性疾病的潜力。虽然在我们经常摄取的大豆食品中，其胰蛋白酶抑制剂大部分已被去除，但仍然还会有一些残留在食品中，这些残留部分足够能协助降低致癌的风险。

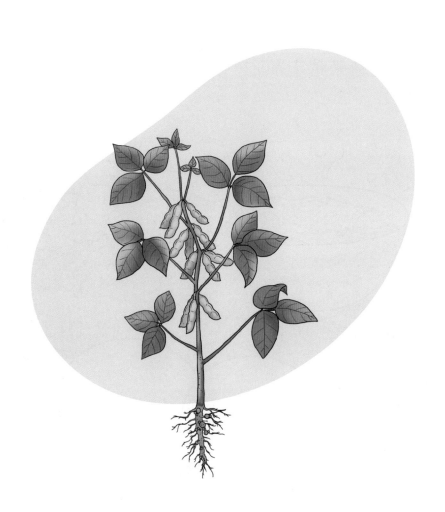

大豆食品加工及相关产品

不同的经历让我们拥有了不同的人生，对于食物亦是如此，不一样的加工和烹调经历让食物营养和口感变得"与众不同"。一颗大豆可以加工成多少产品？应用在哪些方面呢？

谷类食物族中的大豆食品

谷类食物族中的大豆食品有很多，比如大豆米饭、大豆粥、大豆饼干、添加了大豆粉的面条、添加了大豆粉的馒头、添加了大豆粉的面包等，大豆食品正随着人们对大豆营养的重视在品类细分方面变得越来越丰富。

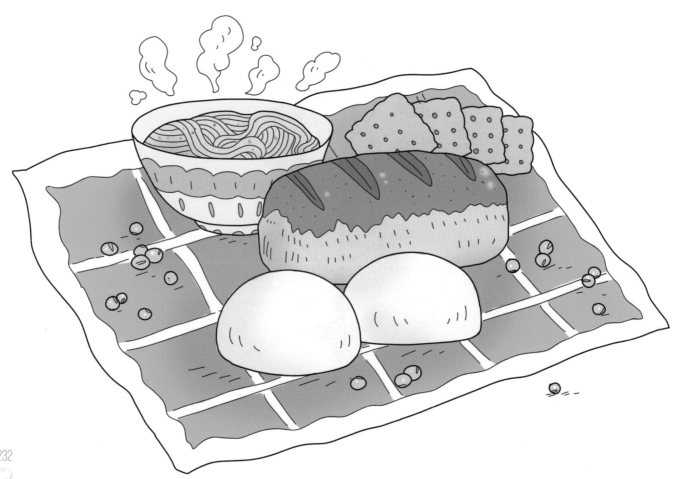

蔬菜族中的大豆食品

蔬菜族中的大豆食品有很多，比如罐头毛豆、煮大豆、烘焙大豆、豆芽、发芽大豆、豆渣丸子等，以四季畅销的豆芽等为代表，蔬菜族中的大豆食品还有很多。

豆制品

豆制品可以细分为豆腐及豆腐制品、整豆制品、豆粉、豆浆及豆浆制品、腐竹及腐竹制品、大豆蛋白及大豆蛋白制品、豆渣及豆渣制品等多个细分品类。

（1）豆腐及豆腐制品

包括全豆豆腐、豆腐花等豆腐类，豆腐丝、豆腐皮、白干等豆腐类，腌制豆腐、脱水豆腐、油炸豆腐、卤制豆腐、冻豆腐、熏烤豆腐、豆腐香肠、蒸煮豆腐干（素鸡）等豆腐及豆腐干制品类，全豆腐乳、花色腐乳、白腐乳、红腐乳、青

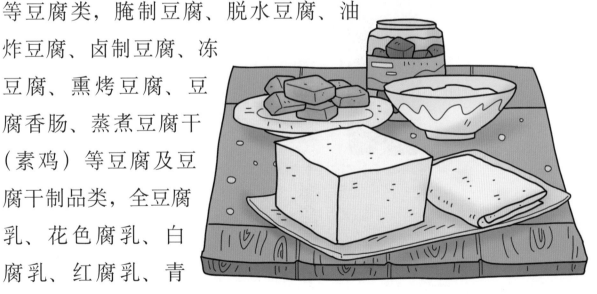

腐乳、酱腐乳等腐乳类。豆腐及豆腐制品是豆制品家族中品类最庞大、应用最广泛的品类之一，可以用于炒菜、烧菜、煮汤、涮火锅等。目前，在预制菜领域，以豆腐为代表的豆制品预制菜也崭露头角，成为中式预制菜的热门和必选项。

豆腐及豆腐制品生产加工基本流程

大豆 → 清洗浸泡 → 研磨制浆 → 点浆 → 凝固压榨 → 半产品

半产品 → 包装成品（各种豆腐、白干、豆花/豆腐脑/豆腐布丁、千张/百叶/干豆腐等）

半产品 → 再加工（造型、发酵、卤制、浸渍、油炸、熏制、蒸煮、速冻等）

再加工 → 包装成品（各种腐乳、臭豆腐、风味豆干、豆泡、油方、熏干、素鸡、豆腐丝、冻豆腐等）

（制图：中国食品工业协会豆制品专业委员会）

（2）整豆制品

包括煮大豆（含煮毛豆）、烘焙大豆、豆豉、纳豆、天贝（天培）等。煮毛豆是夏季烧烤饮食的必选项，烘焙大豆的主要用途是零食，豆豉是日常烹饪和制作辣酱的主要食材，纳豆、天贝分别是日本、印度尼西亚居民日常饮食的常客。

（3）豆粉

包括脱脂活性豆粉、低脂活性豆粉、豆脂活性豆粉、烘焙大豆粉、熟黄豆粉等。脱脂活性豆粉是系列大豆蛋白加工时最主要的原料，这是脱脂活性豆粉在食品工业中的主要用途之一。脱脂活性豆粉中蛋白质含量约为50%，可以直接用在一些谷物食品中进行蛋白质强化，如用于面粉中。

（4）豆浆及豆浆制品

包括豆浆、豆浆酸奶等液体豆浆类，豆腐粉（豆花粉）、调制豆浆粉、纯豆浆粉等豆浆粉类，豆浆炼乳类、豆浆干酪类、豆浆冰淇淋类、豆浆甜点类及其他豆浆制品等。就市场消费来说，比如早餐来一包预包装的

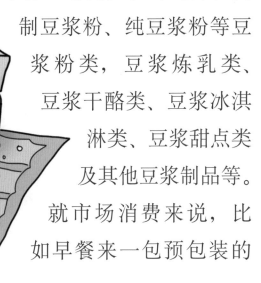

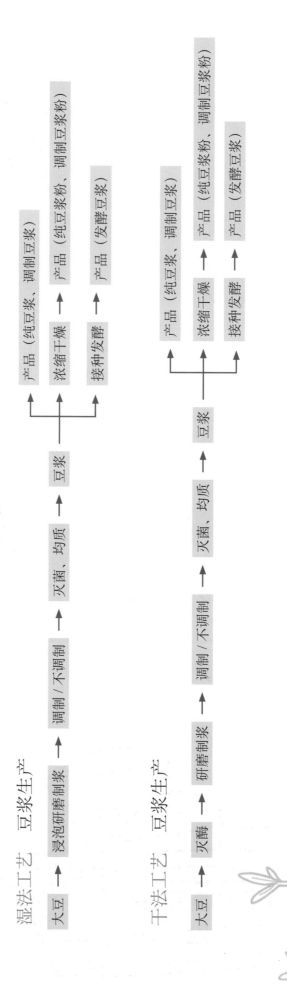

豆浆（豆奶）的生产基本工艺流程

湿法工艺　豆浆生产

大豆 → 浸泡研磨制浆 → 调制/不调制 → 灭菌、均质 → 豆浆 ┬→ 产品（纯豆浆、调制豆浆）
　　　　　　　　　　　　　　　　　　　　　　　　　　　　├→ 浓缩干燥 → 产品（纯豆浆粉、调制豆浆粉）
　　　　　　　　　　　　　　　　　　　　　　　　　　　　└→ 接种发酵 → 产品（发酵豆浆）

干法工艺　豆浆生产

大豆 → 灭酶 → 研磨制浆 → 调制/不调制 → 灭菌、均质 → 豆浆 ┬→ 产品（纯豆浆、调制豆浆）
　　　　　　　　　　　　　　　　　　　　　　　　　　　　　　├→ 浓缩干燥 → 产品（纯豆浆粉、调制豆浆粉）
　　　　　　　　　　　　　　　　　　　　　　　　　　　　　　└→ 接种发酵 → 产品（发酵豆浆）

（制图：中国食品工业协会豆制品专业委员会）

鲜豆浆、午餐后在冷饮店吃一个豆乳冰淇淋、晚餐时给自己点一份大豆布丁，乃至小朋友吃的豆浆干酪、出差人士吃的速食方便豆花等。目前，豆浆及豆浆制品已经被广泛应用于我们日常生活的方方面面。

（5）腐竹及腐竹制品

包括豆杆、油皮、腐竹等腐竹类，响铃卷、卤制腐竹、炸制腐竹等腐竹制品这两大类。近年来，以鲜腐竹和响铃卷为代表，腐竹及腐竹制品在火锅领域大放异彩。这一类产品和相关吃法已经传到国外。

（6）大豆蛋白及大豆蛋白制品

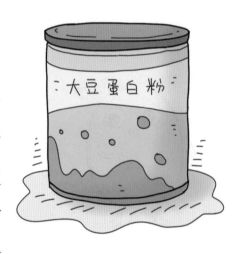

包括大豆蛋白粉、大豆浓缩蛋白粉、大豆分离蛋白、大豆组织蛋白等大豆蛋白类及仿肉类大豆蛋白制品、凝胶类大豆蛋白制品、粉状大豆蛋白制品、液态大豆蛋白制品等大豆蛋白制品两大类。其中，大豆蛋白已广泛应用于食品、保健品、化妆品等领域。例如，大豆蛋白可用于制作各种饮品、蛋糕、糖果等饮食，也可用于研制高蛋白奶粉、营养配方粉等保健品，还可用于研制各种护肤品、洗发水等日化用品。

（7）豆渣及豆渣制品

包括豆渣粉、豆渣酱、豆渣饼、豆渣丸子等。此外，豆渣经改性和烘干制成的大豆膳食纤维粉可以作为面粉、饼干、肉制品、豆制品等食品加工中的营养强化剂。同时，大豆膳食纤维粉中含有极丰富的植物纤维素，可在制作多种食品时与其他原料共同发挥调味、丰富口感、改善食品品质等效果。另外，用大豆膳食纤维生产的猫砂，吸水能力更强，更干净卫生。

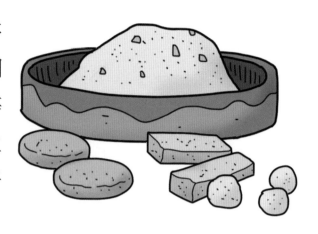

豆豆说豆

大豆食品的加工与应用

作为"十项全能"食品（食材），比如以豆浆（豆奶）、豆腐、素肉、能量棒、腐竹、豆浆粉、纳豆、大豆冰激凌、毛豆、豆芽，乃至臭豆腐、即食豆花、豆乳酪、豆腐乳、豆腐布丁等为代表的大豆食品涵盖液态、生鲜、休闲、速冻、冷饮、蔬菜、冲调、即食、小吃、预制菜等几乎所有食品领域。我国在豆制品加工、加工副产品的开发利用等方面，发展形成了非常完备的产业体系。相信随着食品加工业的发展，大豆的"人生"会愈发丰富多彩，带给人类越来越多的营养美食。

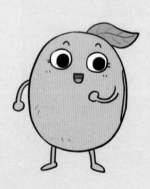

大豆油脂加工及相关产品

大豆油脂作为"最常见的植物油"，在汉唐时期用来点灯引火，宋元以来用于烹饪食用。时至今日，我国的大豆压榨产业链参与主体不断丰富，产业生态逐渐成熟壮大，大豆油脂压榨加工产业已经发展并拥有了相对完整的产业链。

大豆油脂提取工艺

大豆油脂提取工艺主要包括压榨法、溶剂浸出法、挤压膨化—浸出法和水酶法4种。

（1）压榨法

主要通过机械作用进行提油，该法适应性强、操作简单、生产安全，但该法出油率较低、营养成分破坏程度高、生产效率较低，并且豆粕中蛋白质变性严重，油脂中的磷脂、维生素E等功能性成分损失严重。

（2）溶剂浸出法

出油率高、产量大、质量高、生产成本低，但所用溶剂正己烷有毒性且安全性差。

（3）挤压膨化—浸出法

浸出速度快、油品质量高，但设备投入成本高、能耗高且豆粕中蛋白质的变性程度高。

（4）水酶法

利用蛋白酶提取大豆油，此法提取率高、能耗小且油品质

菽香悠远话大豆

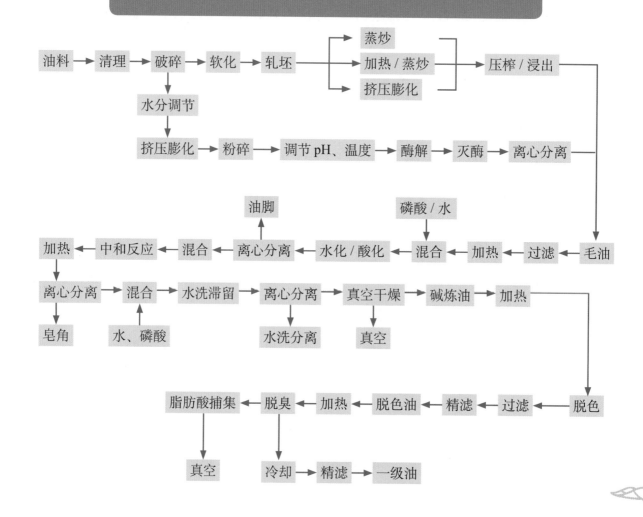

好，与其他方法相比过氧化值较优、酸价基本居中，但酶成本高且易失活。

豆油和豆粕的应用去向

我们知道，大豆压榨的2个直接产品是豆油和豆粕（蛋白粕），你知道这些产品都用到哪儿去了吗？

（1）豆油的应用去向

从世界范围看，豆油用于烹饪的消费量约占豆油总消费量的70%。从中国范围看，烹饪用豆油消费约占豆油总消费量的78%，约占所有油类消费量的35%左右。

豆油除了直接被用于烹饪，还被用于食品加工，用来制作多种食用油，如起酥油、人造奶油等。我国食品加工领域豆油消费量约占豆油总消费量的12%左右。由于饮食习惯不同，西方国家的这一比例高于中国，如美国食品加工领域豆油消费量约占豆油总消费量的25%以上。

此外，豆油经过深加工，在工业和医药领域的用途也十分广泛：在工业方面，豆油可用来制造甘油、油墨、绝缘制品等，豆油脂肪酸中硬脂酸可以用来制造肥皂和蜡烛。在医药领域，豆油有降低血液胆固醇、防治心血管病的功效，是亚油酸丸、益寿宁的重要原料。

（2）豆粕的应用去向

豆粕是棉籽粕、花生粕、菜籽粕等12种动植物

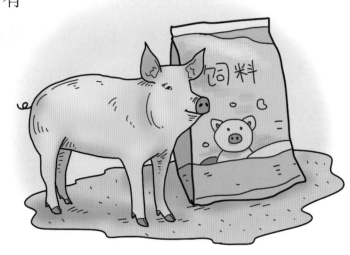

油粕饲料产品中产量最大、用途最广的一种。豆粕作为一种高蛋白质物质，主要集中在饲养业、饲料加工业，用来生产家畜、家禽食用饲料，食品加工业、造纸、涂料、制药等行业对豆粕有一定的需求，用来制作糕点食品、健康食品及化妆品和抗菌素原料。

豆粕内含有的多种氨基酸适宜家禽和猪对营养的需求，我国大约85%的豆粕被用于家禽和猪的饲养。实验表明，在不需额外加入动物性蛋白的情况下，仅豆粕中含有的氨基酸就足以平衡家禽和动物的营养，从而促进牲畜吸收营养。

近几年来，豆粕也被广泛应用于水产养殖业中。豆粕中含有多种氨基酸，如蛋氨酸和胱氨酸能够充分满足鱼类对氨基酸的特殊需要。

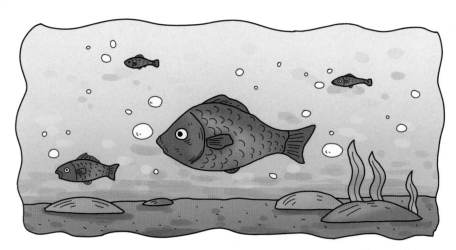

此外，豆粕还被用于制造宠物食品。简单的玉米、豆粕混合食物同使用高动物蛋白制成的食品对宠物来说，具有相同的营养价值。美国伊利诺伊大学进行的一次实验表明，豆粕具有同猪肉相同含量的高蛋白，却不含影响营养消化的低糖酸盐。

豆粕还可以被进一步加工成大豆蛋白、大豆分离蛋白、大豆水解蛋白、大豆浓缩蛋白和大豆组织蛋白，被广泛应用于食品、医药、化工等领域。历经20余年的发展，中国已经从一个现代食品、高端食品领域大豆蛋白的纯进口国发展成为全球最大的现代食品、高端食品领域大豆蛋白出口国。

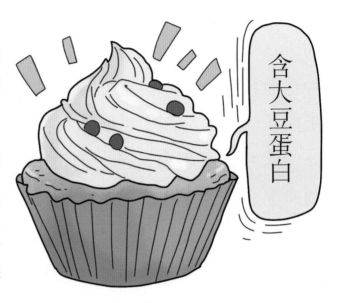

含大豆蛋白

大豆分离蛋白，作为植物蛋白中为数不多可替代动物蛋白的品种之一，大豆分离蛋白以自身优良的营养性及凝胶性、吸水性、乳化性、分散性、溶解性等良好功能性质，在肉制品行业、饮料行业、面制品行业、豆制品行业以及休闲食品行业均具有较广范围的应用。在一定程度上可以说大豆蛋白是应用前景最广泛的营养配料，如在面制品中加入一定量的大豆分离蛋白，可以改善面筋强度、增加面团吸水性、优化产品风味、提升营养价值；在制作蛋糕时加入一定量的大豆分离蛋白，可以形成稳定的泡沫使蛋糕膨松、蜂窝细密、不易干硬老化；在配方奶粉、复原乳等乳制品中加入一定量的大豆分离蛋白，可使产品在营养及风味上更具优势；在生产冰淇淋时加入适量大豆分离蛋白，可以强化营养且提高产品膨化度。在食品原料中添加一定比例的水解物可增加蛋白发泡时的体积，并且有稳定泡沫的效果。

大豆水解蛋白，其氨基酸组成不仅与大豆蛋白完全一致，而且功能特性相较于原蛋白显著提高。在功能特性方面，具有良好的溶解特性、起泡性、乳化性、抗氧化性，可以应用到冰淇淋、搅打馅料、面包、蛋糕、充气糖果等充气食品中，还可以经过水解得到大豆多肽，在抗衰老食品、化妆品和医疗保健品等产品的开发中可作为天然抗氧化剂使用。

大豆浓缩蛋白，与大豆分离蛋白相似，也是食品体系中常用的天然乳化剂。其具有更强的溶解性、乳化性、凝胶性、成膜性等功能特性，对于奶油、蛋白饮料等产品的生产加工，可通过该蛋白质的表面活性作用增强其稳定性、丰富其口感。

大豆组织蛋白，是一种挤压成型具有类似于瘦肉纤维状结构的产品，主要用作肉类类似物或增稠剂，通常由脱脂大豆粉、大豆浓缩蛋白或大豆分离蛋白等为主要原料经调理、组织化等工艺制成。其生产方式有挤压法、纺丝法、热凝固法等。由于挤压法是在高温高压下对原料进行加工的，因此能有效杀菌，且具有产量高、能耗低、损失小等优点，因此成为大豆组织蛋白生产中应用最为广泛的方法。大豆组织蛋白因其与肉类的质地、味道、外观和高营养价值高度相似而被广泛应用于食品和宠物饲料行业。

豆豆说豆

大豆组织蛋白的应用

大豆组织蛋白制品主要通过挤压膨化加工制成，是目前市场上的主导型蛋白产品之一，其价格低廉，蛋白含量高，具有吸水性、保油性等功能特性，因其与肉类的质地、味道、外观和高营养价值高度相似而被广泛应用于食品和宠物饲料行业尤其是大豆素肉（大豆肉、植物肉、植物基肉制品）等产品的生产中。

大豆素肉，是以大豆及其加工制品作为蛋白质、脂肪的来源，添加或不添加其他辅料、食品添加剂（含营养强化剂），经加工制成的具有类似畜、禽、水产等动物肉制品质构、风味、形态等特征的现代加工食品。大豆素肉产品种类丰富，主要有冷冻调理素肉产品（素肉块、素肉馅、素肉饼、素丸子等）和休闲素肉产品（手撕素肉、素牛肉粒、素牛肉干等）两大类，每种产品都具有独特的生产工艺和配方。比如素肉块是以大豆分离蛋白和大豆拉丝蛋白为主要原料，经过斩拌、搅拌、灌肠、烘干、脱皮、包装、灭菌等工艺制作而成的，是一种具有类似于肉肠口感及组织结构的素食产品。其烹饪方法多样，凉拌、煎、炒、炸、卤、涮火锅皆宜。

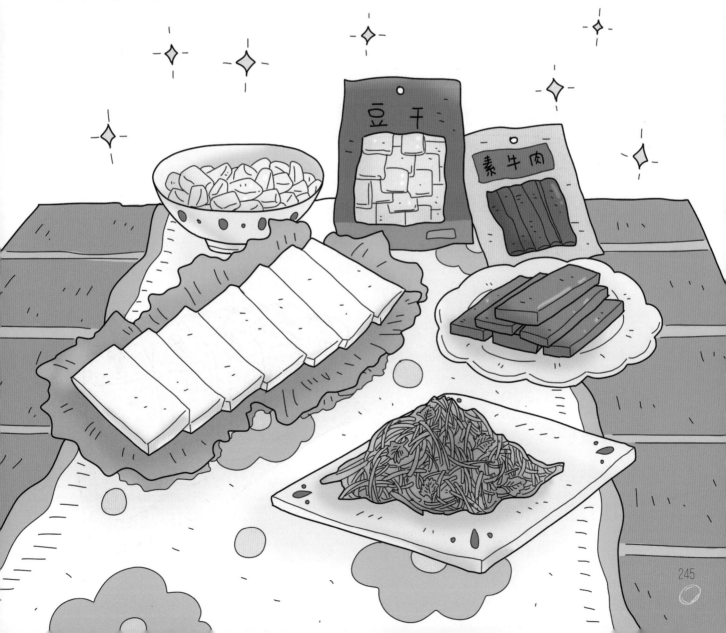

豆豆说豆

素肉消费已成为一种潮流

从全球范围看，素食人口快速增加，偏素的饮食文化逐步普及，素食正成为一种潮流。素肉可提供与动物肉相同的蛋白质营养，但又不含胆固醇，对人体健康具有重要意义，素肉消耗更少的地球资源，对环境保护和地球生态战略意义重大。目前全球动物肉制品产值超过8万亿美元，素肉制品不足动物肉制品产值的0.5%，市场潜力巨大已是共识，从长远来看具有万亿级市场规模。在社会多方积极推动下，素肉的繁荣发展是大势所趋，将来一定会成为规模级的品类。

大豆加工副产物的加工利用

大豆豆渣是大豆生产加工过程中的主要副产物，占全豆质量的16% ～ 25%，含有蛋白质（18% ～ 23%）、膳食纤维（50% ～ 55%）、脂肪（6% ～ 10%）、维生素及大豆异黄酮等丰富的营养物质。豆渣中大量的水溶性多糖，具有抗癌、抗菌、抗病毒、调节免疫力、调节血糖、调节肠道、改善矿物质的吸收与利用能力等生物学活性；大豆异黄酮除了具有抗氧化作用，还具有抗癌、抗菌和防治心血管疾

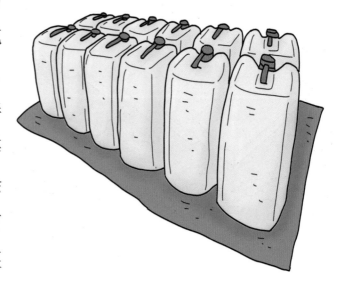

病等多种功能；豆渣中的膳食纤维具有促进肠道蠕动、畅通排便、降低血液胆固醇、调节血糖、减肥和预防心脑血管疾病等良好的保健功能，还可用作重金属离子去除剂、生物降解材料填充料、微胶囊壁材、双歧杆菌增值剂和可食用包装纸等。

大豆乳清水固形物含量约为2.5%，含有丰富的胰蛋白酶抑制剂、β-淀粉酶、大豆凝集素、细胞色素C、脂肪氧合酶、大豆抗原蛋白等活性成分，具有高值化开发利用价值，同时也需要无害化处理达标排放。禹王集团通过技术创新提取的高活性大豆β-淀粉酶在全球范围首次实现了产业化。大豆β-淀粉酶是淀粉的催化剂，主要被用于高麦芽糖浆、啤酒、面包等产品的淀粉糖化，与其他淀粉酶相比，大豆β-淀粉酶具有适温范围广、酶活性稳定、糖化作用均衡的特点，使用它做出来的产品保鲜期能延长7天。

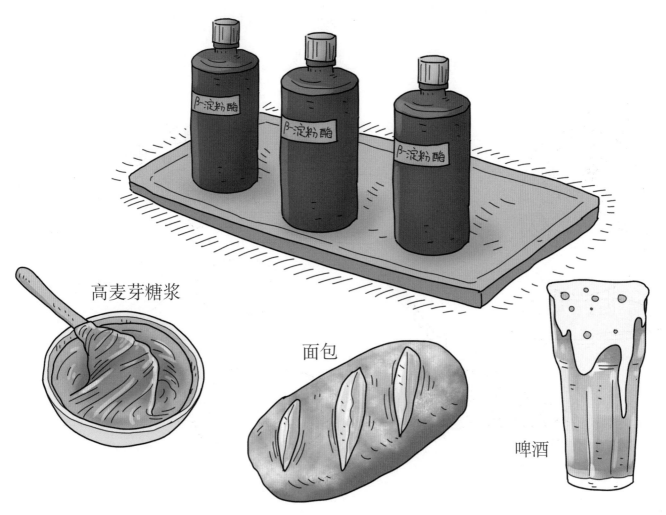

高麦芽糖浆

面包

啤酒

那些应用在大豆食品加工领域的高科技 》

长期以来，高新技术得到实践应用，其应用领域不断被拓宽，使大豆食品的新产品不断出现。目前，大豆食品加工领域有哪些高科技呢?

酶技术

　　酶技术采用蛋白酶对大豆蛋白进行水解制备大豆肽，使大豆蛋白的营养含量和附加值进一步提高，且经过水解后，小分子肽的溶解性、流动性和热稳定性大大提升，而且在人体内吸收快、利用率高，可以迅速发挥保健功效。在此基础上，从大豆副产物豆粕中，酶解制备降压活性大豆肽，复配为肽盐开发提供原料。

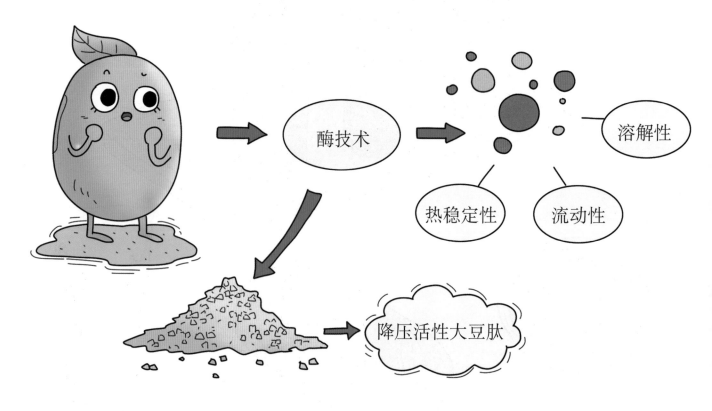

超高压处理技术和辐照技术

超高压处理技术和辐照技术被广泛应用于传统豆制品的杀菌，是在达到延长产品货架期目的的同时保证食品味道、风味和营养价值不受或很少受影响的新兴加工技术。对很多热敏感度高的果蔬饮料和豆浆等液体产品采用超高压处理会取得很好的效果，而辐照灭菌除了在蛋白粉上得到了应用，以后也有望在豆酱、千张等传统豆制品上得到广泛应用，以达到不添加化学防腐剂而延长产品保质期的目的。

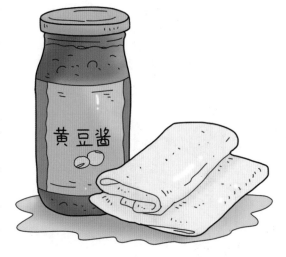

微波技术

微波技术目前在大豆加工中应用比较广泛，例如采用微波技术加工膨化大豆粉和微波辅助提取大豆功能性成分，尤其是利用微波技术对大豆食品的脱腥用得比较广泛，干法脱腥技术生产的豆粉是我们日常生活中必不可少的一种豆制品。利用此技术，实验室开发出新型脱水—复水冻豆腐产品，解决了传统冻豆腐冷链运输成本高、货架期短等生产问题。

膜分离技术

膜分离技术是指利用具有分离差异化分子量的多孔介质进行分离的技术。被用于食品工业，始于20世纪60年代末，膜分离技术最初被应用于乳品加工和啤酒无菌过滤，随后逐渐被用于果汁、饮料加工和酒类精制等方面。在大豆加工方面除了被用于大豆蛋白的分离和回收、低聚糖和磷脂的纯化等方面，目前还有科学家把它用于黄浆水中功效成分的浓缩。根据大豆蛋白活性肽分子量差异，用膜分离技术筛选出具有降尿酸功效的活性肽段——露那辛，开发适宜痛风患者食用的佐餐食品。

超临界流体萃取技术

超临界流体萃取技术是以超临界流体为溶剂，从固体或液体中萃取可溶组分的分离操作技术。目前，超临界流体萃取技术已被广泛应用于从石油渣油中回收油品、从咖啡中提取咖啡因、从啤酒花中提取有效成分等工业领域中。在大豆加工中主要被用于大豆皂苷、低聚糖、磷脂和维生素E等生理活性成分的提取、分离和纯化。

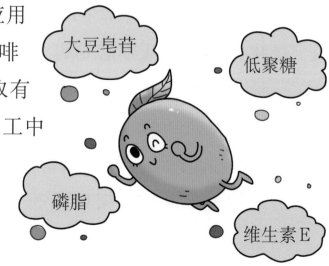

挤压膨化技术

挤压膨化技术是一种集混合、搅拌、破碎、加热、蒸煮、杀菌、膨化与成型为一体的现代加工技术。主要用来加工休闲食品和早餐谷物食品等常见食品，在大豆加工中主要被用于生产组织蛋白、拉丝蛋白等植物肉（素肉）和饲料等产品。根据大豆蛋白的凝胶特性，模拟肠道微生物消化吸收过程，开发出提高人体对大豆活性成分异黄酮消化吸收率的植物蛋白素肉产品。

微胶囊技术

微胶囊技术是利用天然或合成的高分子材料，将分散的固体、液体甚至气体物质包裹起来，形成具有半透性或密封囊裹微小粒子的技术。包裹的过程即为微胶囊化，形成的微小粒子称为微胶囊。在食品工业中该技术可改善被包裹物质的物理性质，使物质免受环境的影响，具有提高物质稳定性、屏蔽不良味道和气体等方面的作用。目前许多食品添加剂中的香精和香料都采用该技术以延缓其风味物质的挥发。实验室利用微胶囊技术，成功解决了蛋白质饮料易分层、稳定性差、口感不良等问题。

超微粉碎技术

超微粉碎技术是一种将物料粉碎成直径小于10微米粉体的具有高科技含量的工业技术，可分为固态粉碎和液态粉碎两种技术。固态粉碎在大豆加工中主要被用于

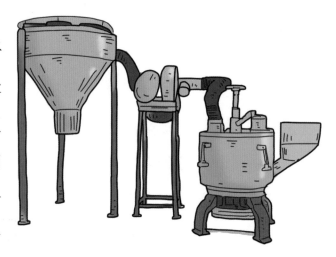

生产超微蛋白粉或纤维素粉等产品；液态粉碎主要被用于加工植物蛋白饮料。我们经常食用的豆浆就是典型采用液态粉碎技术的应用产品。

蛋白质改性技术

目前常用的蛋白质改性技术有物理改性、化学改性、酶法改性等。通过采用适当的改性技术，可以获得较好功能特性和营养特性的蛋白质，拓宽蛋白质在食品工业中的应用范围。

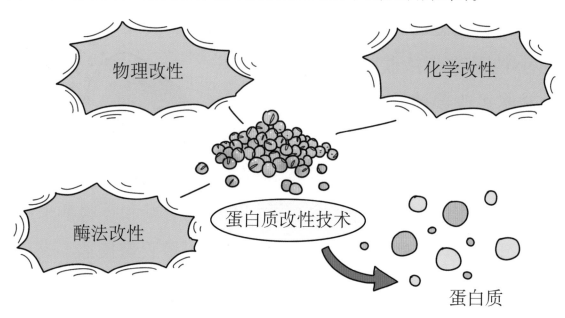

物理改性　　化学改性　　酶法改性　　蛋白质改性技术　　蛋白质

大豆及产业展望

大豆是中国重要的粮食和油脂兼用作物之一，油脂压榨副产品豆粕是最主要的植物蛋白饲料原料，是关系国计民生的基础性、战略性农产品。预计在各项政策支持下，2023年大豆种植面积可达15 850万亩，比上年增长484万亩；产量达到2 171万吨，比上年增长143万吨；消费量11 168万吨，比上年增长313万吨；进口量9 302万吨，比上年增长194万吨；国产大豆价格预计稳中偏弱。展望未来10年，国内大豆种植面积将逐年扩大，单位面积产量和品质持续提升，产量呈增加趋势，消费需求保持增加，进口量略有下降。大豆自给率稳步提高，食用大豆完全能够自给，大豆市场价格长期稳中略升。

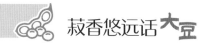

未来10年市场走势判断

总体判断

　　未来10年，中国大豆生产规模扩大，消费量稳步增加，进口量略降。生产方面，展望期（2023—2032年）内大豆种植面积将不断增加，单位面积产量和品质将得到提升，产量呈增加趋势，消费量稳步增加，进口量呈下降趋势。预计2023年大豆种植面积和总产量分别为15 850万亩（1 057万公顷）和2 171万吨，与上年相比分别增长3.1%和7.1%；消费量11 168万吨，与上年相比增长2.9%；进口量9 302万吨，与上年相比增长2.1%；出口量15万吨，与上年持平。预计2027年我国大豆种植面积和总产量分别达到17 564万亩（1 172万公顷）和2 793万吨，与基期数据（2020—2022年数据的平均值，下同）相比分别增长23.1%和48.9%；消费量11 540万吨，与基期数据相比增长2.9%；进口量8 653万吨，与基期数据相比减少9.8%。预计2032年我国大豆种

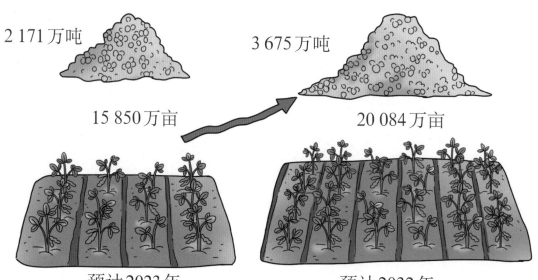

2 171万吨	3 675万吨
15 850万亩	20 084万亩
预计2023年	预计2032年

植面积和总产量分别达到20 084万亩（1 340万公顷）和3 675万吨，与基期数据相比分别增长40.7%和95.9%，年均增速分别为3.5%和7.0%；消费量11 947万吨，与基期数据相比增长6.5%，年均增速为0.6%；进口量8 356万吨，下降12.9%，年均降速为1.4%；出口量42万吨，与基期数据相比增长3.7倍。受国内市场供需关系、种植成本变化趋势以及国际价格影响，预计2023年国内大豆价格运行平稳，未来10年稳中略升。

生产展望

种植面积稳步增加。考虑到政策的连续性及外部环境的不确定性，预计2023年中国大豆种植面积将继续稳定增长。2023年中央1号文件提出：加力扩种大豆油料；深入推进大豆和油料产能提升工程；扎实推进大豆玉米带状复合种植，支持东北、黄淮海地区开展粮豆轮作，稳步开发利用盐碱地种植大豆；完善玉米大豆生产者补贴，实施好大豆完全成本保险和种植收入保险试点。3月初，中国储备粮管理集团有限公司在黑龙江、内蒙古两个大豆主产省份启动新增2022年产国产大豆储备收购。3月16日，中央农村工作领导小组办公室协调推动农业农村部、国家发展和改革委员会、财政部、国家粮食和物资储备局等部门，出台一揽子稳定大豆生产的支持政策和措施，释放明确信号。3月22日，黑龙江省发布消息称，2023年原则上大豆生产者每亩补贴在350元以上，较黑龙江省2022年大豆补贴标准大幅增长。预计在增加收储、加大补贴力度等政策支持下，2023年春播前国家及时出台支持大豆生产10条政策措施，形成了补贴、保险、收储协同发力的一套政策"组合拳"。各地抓好政策宣传贯彻落实，千方百计调动农民积极性，实现了大豆种植面积稳中有增，连续两年稳定在1.5亿亩（1 001万公顷）以上。随着大豆和油料产能提升工程的稳步推进，预计2027年大豆种植面积17 564万亩（1 172万公顷），与基期数据相比增长23.1%；2032年大豆种植面积20 084万亩（1 340万公顷），与基期数据相比增长40.7%，年均增长3.5%。

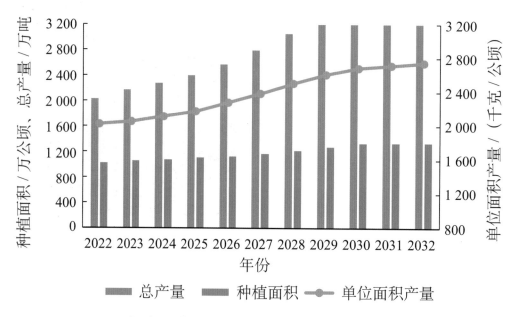

2022—2032年中国大豆种植面积、单位面积产量及总产量
（2023—2032年数据根据中国农业科学院农业信息研究所CAMES模型系统预测）

单位面积产量提高明显。展望期（2023—2032年）内，国家高度重视种业振兴，大豆良种繁育技术不断发展进步，优质品种在大田的推广应用将获得较快发展，高标准农田建设和东北黑土地保护工程的实施也将惠及大豆生产，规模化种植有利于提升大豆田间管理水平，进而提升大豆单位面积产量和品质。2023年农业农村部启动实施了粮油等主要作物大面积单产提升行动，聚焦100个大豆主产县，重点推广耐密品种、高性能播种机，集成配套高产栽培技术，整建制推进单产提升，预计大豆单位面积产量137千克/亩（2 054千克/公顷），与上年相比增长3.8%。随着大豆生产技术进步和新品

种推广应用成效的进一步显现，大豆单位面积产量提升的速度将加快，预计2027年中国大豆单产159千克/亩（2 384千克/公顷），与基期数据相比增长21.0%；2032年中国大豆单位面积产量183千克/亩（2 744千克/公顷），与基期数据相比增长39.3%，年均增速3.4%。

产量大幅增长。随着大豆种植面积逐年增长以及单位面积产量的提高，展望期（2023—2032年）内中国大豆产量将大幅提高。预计2023年中国大豆产量为2 171万吨，与上年相比增长7.1%。预计2027年中国大豆产量2 793万吨，与基期数据相比增长48.9%；预计2032年中国大豆产量3 675万吨，与基期数据相比增长95.9%，年均增速7.0%。随着国产大豆产量增加，展望期（2023—2032年）末中国大豆自给率将达到30%左右。

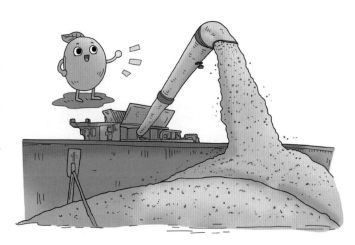

消费展望

消费量止降回升。展望期（2023—2032年）内，因国内养殖行业饲料原料需求及大豆食用需求逐渐增加，中国大豆消费量将止降回升，稳步增加。预计2023年中国大豆消费量11 168万吨，与上年相比增长2.9%；预计2027年中国大豆消费量11 540万吨，与基期数据相比增长2.9%；2032年中国大豆消费量11 947万吨，与基期数据相比增长6.5%，年均增速0.6%。

压榨消费平稳略增。大豆压榨消费量取决于豆油和豆粕等产品的消费变化情况。展望期（2023—2032年）内，新冠疫情防控政策优化后，餐饮和国内旅游业将恢复发展，豆油等食用植物油消费预计增长。随着国家对生猪产能的持续调控，整体存栏水平预计在未来3年进入稳定发展阶段；畜禽养殖产业集中度提高也促进豆粕这一优质蛋白饲料消费量的增加。但伴随着中国"豆粕减量替代"方案的不断推进，再加上全球大豆种植面积和国际市场大豆供给增长空间有限，对中国大豆压榨消费将产生影响。展望期（2023—2032年）大豆压榨量总体仍呈增长趋势，但增速与过去10年相比放缓。预计2023年，中国大豆压榨消费量9 328万吨，与上年相比增长1.6%。预计2027年大豆压榨消费量9 438万吨，与基期数据相比基本持平；2032年大豆压榨消费量9 621万吨，与基期数据相比增长1.3%，年均增速0.1%。

食用消费稳步增加。展望期（2022—2032年）内，随着城镇化进程加快、居民可支配收入提高、消费能力提升，以及国民健康意识的增强，日常餐桌类豆制品、鲜食毛豆和休闲类豆制品等大豆食用消费仍有较大增长潜力。随着技术的发展，蛋白类、特殊膳食类、保健功能食品类等大豆精深加工产品消费量将逐渐扩大。预计2023年，中国大豆食用消费量1 670万吨，与上年相比

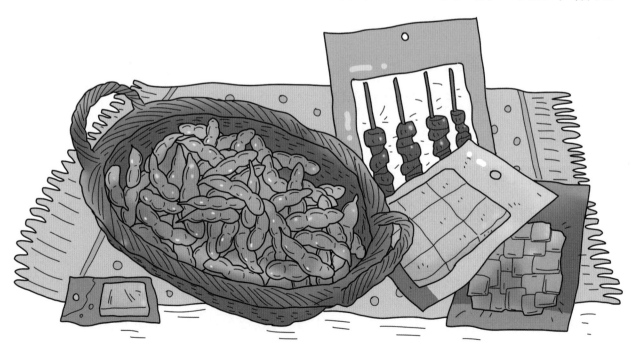

增长9.2%。预计2027年食用消费量1 870万吨，与基期数据相比增长21.9%；预计2032年食用消费量2 060万吨，与基期数据相比增长34.8%，年均增速3.0%。

种用消费和其他消费基本平稳。展望期（2023—2032年）内，大豆种植面积稳定增长，但是随着大豆品种的改良，种用消费不会大幅增加，保持在100万吨以内，呈平稳略增后逐渐稳定的趋势。大豆膨化加工等其他消费及损耗用量总体有限，呈现平稳略增趋势。展望期（2023—2032年）内，预计2023年大豆其他消费及损耗用量将达到336万吨，与上年相比增长16.3%，到展望期（2023—2032年）末为408万吨。

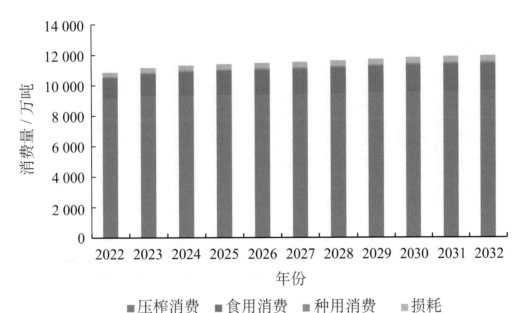

2022—2032年中国大豆消费量及消费结构
（2023—2032年数据根据中国农业科学院农业信息研究所CAMES模型系统预测）

贸易展望

进口量呈下降趋势，出口量小幅增加。展望期（2023—2032年）内，进口大豆仍是大豆压榨的主要原料，巴西、美国等仍将是中国大豆进口的主要来源国。2023年，随着生猪存栏量的增加和养殖利润的改善，大豆饲用消费量将较上年增加，国际大豆价格趋弱后进口大豆成本优势显现，预计中国大豆进口量9 302万吨，与上年相比增加2.1%。此后，随着中国大豆种植面积增加，栽培和良种繁育技术的不断进步，大豆产量将不断增加，中国大豆自给率不断提高，大豆进口量将下降。预计2027年中国大豆进口量8 653万吨，与基期数据相比下降9.8%；2032年中国大豆进口量8 356万吨，与基期数据相比下降12.9%，年均降速1.4%。展望期（2023—2032年）内，大豆出口量将随着产量的增加而小幅增加。预计2023年中国大豆出口量15万吨，2027年和2032年分别为23万吨和42万吨。

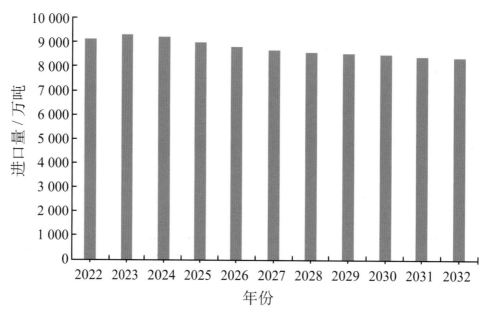

2022—2032年中国大豆进口量

（2023—2032年数据根据中国农业科学院农业信息研究所CAMES模型系统预测）

价格展望

国产大豆价格长期稳中略涨。2023年，国产大豆市场整体供应充裕，与上年相比，大豆价格走势将更加平稳。2—3月受销区补库需求和国储增加收储拉动，主产区大豆价格略有回升；随着收储结束，预计价格将在市场供需作用下小幅波动；2023年新季大豆上市前价格预计总体将稳定运行。未来10年，随着国产大豆产量持续增加，储备调控措施进一步完善，预计市场价格波动幅度将缩小。但在土地、农资等种植成本持续增加的推动下，国内大豆价格长期将稳中略涨。此外，国产大豆产量增加后，消费场景将进一步趋于多元，优质优价的特征将进一步突显。

国际大豆价格震荡偏弱。近年全球大豆产量受气候影响变化较大，而需求量基本呈稳定增长趋势，大豆价格涨幅明显，波动性增大。2023年，随着巴西等主产国大豆产量增加，全球大豆供需将趋于宽松。此外，全球宏观因素也在促使粮食价格下降，国际货币基金组织等多家机构预测2023年全球经济增速将进一步放缓，美联储的加息政策也将美元指数推高至20年来的高点，预计全球大豆价格小幅回落。展望未来10年，随着发展中国家经济增长和民众生活水平的改善，全球大豆需求仍将增加，而受资源约束和环保限制，全球大豆种植面积和产量增速较过去10年显著放慢，预计全球大豆市场价格难以大幅下跌，保持震荡偏弱走势。

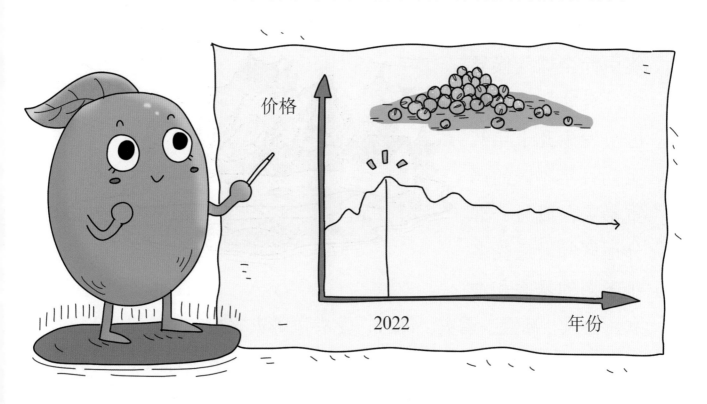

不确定性分析

自然因素

气候对大豆生产影响较大。干旱、洪水、低温、霜冻、冰雹等灾害都会影响大豆播种、生长或收获。有气象组织表示，已持续3年的"拉尼娜"现象于2023年3月结束，下半年晚些时候很可能进入"厄尔尼诺"模式，2023年的全球气温将高于2022年。不过，由于"厄尔尼诺"现象的加热效应需要数月才能感受到，这意味着2024年更有可能创下新的全球最高气温纪录。"厄尔尼诺"现象可能引起全球气候异常，全球一部分地区会发生几十年甚至几百年不遇的严重旱灾，而另一部分地区却会遭受多年未遇的暴雨和洪

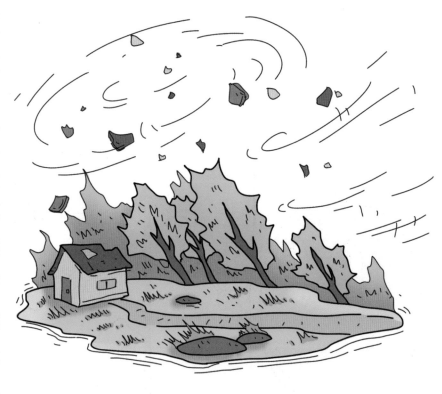

水。台风、冰雹、雪灾、冻害、龙卷风等灾害也会在全球各地发生，很有可能对大豆的生产造成损害，也将造成全球大豆市场的不稳定。

国内支持政策效果

中国大豆和玉米种植区域重合度较高，大豆单位面积产量不及玉米，综合收益也低于玉米。国内大豆生产在很大程度上受到主产区生产者补贴和轮作补贴等政策的支撑。2022年，农业农村部提出扩大豆、扩油料，2023年再扩种大豆1 000万亩以上，确保大豆油料面积稳定在3.5亿亩以上并力争再扩大。展望期（2023—2032年）内，预计中国将强化大豆生产支持政策，提高各类经营主体种植大豆的意愿，促进大豆扩种。但具体政策效果还将受到补贴方式、支持力度、收储政策、消费需求、市场价格及种植比较效益的影响。展望期（2023—2032年）内仍需要持续跟踪和评估各项具体政策对大豆生产的影响。

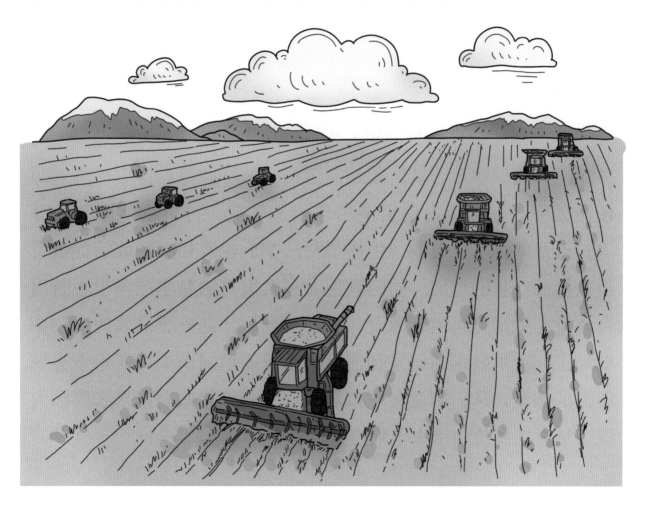

国际宏观经济环境

大豆作为一种金融属性较强的商品，除供需变化因素，还极易受到国际局势和各国货币政策及汇率变动的影响。世界银行在2022年年底发布报告称，随着一些主要国家中央银行相继提高利率应对高通胀，2023年世界可能走向全球性经济衰退，全球经济预计仅增长1.9%，新兴市场和发展中经济体可能发生一系列足以造成持久伤害的金融危机。国际货币基金组织预计，2023年全球经济进一步放缓的可能性增大，全球经济增速将放缓至2.7%。大豆是全球贸易量较大的农产品，也是国际资本热衷追逐的产品，容易引发投机资本伺机炒作。中国是大豆进口量最大的国家，国际经济和贸易环境的变化，增加了中国进口大豆的不确定性。

生物质能源政策

展望期（2023—2032年）内，可再生能源需求可能增长。美国《国家能源政策法案》包括制定税收鼓励政策，提倡提高能源使用效率，呼吁重视使用清洁煤炭、核能、可再生能源和乙醇等。巴西能源部发布的《生物燃料法案》也有相关的政策促进可再生能源产量的增加。同时其他大豆及大豆油脂主产国也不断出台政策，鼓励可再生能源及相关产业发展。此外更高效的生物柴油加工、使用技术的研发和应用，都可能增加未来大豆用于生物柴油的数量，从而刺激大豆市场需求增加。这些都给未来国际大豆市场供需和价格带来不确定性。

中国大豆消费地图
国产大豆消费区域分布

近年来，我国国产大豆消费稳步增长，2022年消费量约1 840万吨。国产大豆消费区域分布与人口数量、消费习惯、产业发展水平等密切相关，总体呈现消费分散、生产集中、全国大流通的格局。2022年，黑龙江、内蒙古、吉林、辽宁4个省份的国产大豆年消费量为356万吨，产量1 295万吨，明显产大于需，是我国商品大豆的主要输出地；北京、天津、河北、河南、山东5个省份国产大豆年消费量为436万吨，江苏、浙江、上海、安徽、江西、湖南、湖北7个省份国产大豆年消费量为454万吨，重庆、四川、云南、贵州4个省份国产大豆年消费量为224万吨，广东、广西、福建、海南4个省份国产大豆年消费量为236万吨，均需要从外地调入大豆。

国产大豆消费以食用为主，占比近80%，少部分用于蛋白、压榨加工等。在食用消费中，豆腐、腐竹、豆干、豆浆等豆制品消费占很大比重，大部分由中小企业和家庭作坊生产，规模较大的企业主要分布在江苏、浙江、上海、北京、四川等地；酱油、豆酱等调味品加工规模较大的企业主要分布在广东及四川、重庆地区；直接供食用消费的大豆及豆制品通过各级批发市场及终端零售市场、电商平台实现全国销售。国产大豆蛋白加工主要集中在山东，加工链条较长，主要生产大豆蛋白粉、大豆浓缩蛋白、大豆组织蛋白等，除被用于肉制品、饮料、千页豆腐等食品加工领域，还能被广泛用于保健品、医疗用品以及植物肉等领域，大豆蛋白加工过程产生的副产品可用来提取异黄酮、膳食纤维、低聚糖等，也可广泛应用于保健品。国产大豆压榨企业主要集中在黑龙江、山东等地，主要被用于生产豆油和豆粕，满足食用植物油、饲料等需求。

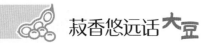

2022年国产大豆消费和生产

省份	消费量／万吨	产量／万吨
黑龙江	222	953
山东	192	58
广东	140	9
河北	105	23
河南	99	85
四川	95	105
江苏	93	55
湖南	77	34
安徽	75	94
浙江	71	21
湖北	62	35
云南	57	32
辽宁	51	27
江西	51	26
内蒙古	50	245
广西	46	17
陕西	42	31
贵州	41	27
福建	40	10
山西	36	19
吉林	33	70
重庆	31	22
甘肃	26	11
上海	25	0.1
新疆	21	12
天津	20	1
北京	20	1
海南	10	0.3
宁夏	4	3
青海	3	—
西藏	2	0.002
合计	1 840	2 026.402

注："—"表示无该项数据。

国产大豆贸易流向

国产大豆贸易呈现"北粮南运＋关内产销结合"的全国大流通格局。东北地区国产大豆年外运量715万吨左右，东北大豆流入华北地区的方式以公路运输为主、铁路运输为辅，总流入量约280万吨；流入黄淮海和长江中下游地区的方式以公路运输为主，辅以铁路运输，另有少部分集装箱海路运输，总流入量约175万吨；流入西南地区的方式以铁路运输为主、公路运输为辅，另有少部分经集装箱海路运输至沿海中转后陆路运输至西南地区，总流入量约110万吨；流入华南地区的方式以集装箱海路运输为主、陆路运输为辅，总流入量约150万吨。华北黄淮及西南地区大豆自产自销，有少部分跨区贸易。国产大豆在全国大流通中逐步形成了秦皇岛、临沂、杭州、成都、重庆、昆明等重要分销地。

东北主产区
入关
公路发运量 418 万吨
铁路发运量 167 万吨
总计：585 万吨
集港
公路发运量 93 万吨
铁路发运量 37 万吨
总计：130 万吨

注：集港是指大豆从东北地区产地通过铁路或公路运至东北地区港口。

东北大豆主要流向			
地区	运输方式	数量	运费
华北地区	公路、铁路	280 万吨	160 ～ 210 元 / 吨
黄淮海和长江中下游地区	公路、铁路、海路	175 万吨	270 ～ 320 元 / 吨
西南地区	公路、铁路、海路	110 万吨	350 ～ 400 元 / 吨
华南地区	公路、铁路	150 万吨	380 ～ 430 元 / 吨

国产大豆重点加工企业分布

　　国产大豆食品加工行业集中程度低，规模企业消费占比不足20%。其中，豆腐类(豆腐、腐竹、豆干等)加工企业较为分散，规模较大的加工企业分布在江苏、浙江、上海、北京、四川等地，酱油等调味品加工企业主要集中在广东及四川、重庆地区，大豆饮品企业主要集中在广东、江苏、黑龙江等地，休闲豆制品企业主要集中在湖南、重庆、四川等地；蛋白加工行业集中度高，国内前10位的大豆蛋白加工企业产能占全国90%以上，主要集中在山东。油脂加工企业集中度也较高，主要集中在黑龙江、山东等地。

国产大豆豆制品重点加工企业	
企业名称	产能/(万吨/年)
达利食品集团有限公司	14
沈阳福来食品实业有限公司	13
祖名豆制品股份有限公司	11
上海清美绿色食品(集团)有限公司	10
豆黄金食品有限公司	9
永和食品(中国)股份有限公司	6
维维食品饮料股份有限公司	6
北京二商希杰食品有限责任公司	6
苏州金记食品有限公司	5
黑龙江省农垦龙王食品有限责任公司	4
重庆市天润食品开发有限公司	3
杭州鸿光浪花豆业食品有限公司	3
金菜地食品股份有限公司	3
南京果果食品有限公司	2
北京王致和食品有限公司	2

国产大豆油脂压榨重点加工企业

企业名称	产能/（万吨／年）
九三粮油工业集团有限公司	60
黑龙江龙江福粮油有限公司	45
益海嘉里（哈尔滨）粮油食品工业有限公司	41
佳木斯市吉庆豆业有限公司	30
黑龙江省祥源油脂有限责任公司	30

国产大豆蛋白重点加工企业

企业名称	产能/（万吨／年）
山东禹王生态食业有限公司	60
秦皇岛金海食品工业有限公司	45
山东御馨生物科技股份有限公司	26
山东谷神生物科技有限公司	25
临沂山松生物制品有限公司	25
山东万得福生物科技有限公司	16

国产大豆调味品重点加工企业

企业名称	产能/（万吨／年）
佛山市海天调味食品股份有限公司	50
广东厨邦食品有限公司	10
广东美味鲜调味食品有限公司	5

典型案例

禹王生态——全球大豆蛋白行业领军者

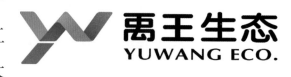

山东禹王生态食业有限公司诞生于大禹治水的故乡禹城市，1979年开始工业化生产大豆蛋白，现已成为全球最大的非转基因大豆蛋白食品及其原料加工基地。禹王生态构建了可追溯的全产业链品控体系，在山东、黑龙江建立大豆育种、种植基地，年加工非转基因大豆60万吨，产品出口欧盟成员国、日本、美国等60多个国家和地区。

禹王生态提出了"禹王蛋白四律"，积极向全社会倡导"少吃肉蛋白，多吃豆蛋白"的现代饮食观念，陆续上市大豆子叶油、植物蛋白肉、植物蛋白奶、蛋白休闲食品等系列大健康终端产品，已成为全球从种子到餐桌非转基因食品全产业链供应商。

九三集团——为社会提供健康食品

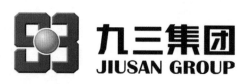

九三粮油工业集团有限公司是中国粮油行业唯一获得中国工业领域最高奖"中国工业大奖"的企业，以大豆加工为主营业务，现拥有种植、收储、物流、加工、营销全线资源，已成为中国非转基因大豆油、有机大豆油和瓦饼粉领军者。

作为首批国家级农业产业化重点龙头企业，九三集团以"制药级"生产管理理念为指引，构建"从农场到家庭""从田间到舌尖"上下游质量可控、全程可追溯的新型食品安全保障体系，为消费者提供"天然、营养、安全、健康"的产品，被授予"大豆系列国家标准制修订基地""中国粮油最受尊敬企业"称号。

白玉食品——京城百姓当家菜

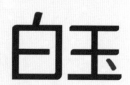

北京二商希杰食品有限责任公司前身为北京市豆制

食品工业公司。自1956年建厂以来通过积极的市场运作，培育出家喻户晓的中华老字号"白玉"品牌，为首都市场的豆腐、豆制品供应做出了不可磨灭的贡献。

成立以来公司在包装豆腐、豆浆、豆制品的基础上相继形成了米酒、面条、鸭血、魔芋等产品体系。成为百姓餐桌不可或缺的优质大豆蛋白食品。同时也是餐饮连锁企业可靠的食材供应商。公司目前拥有2 400余个销售网点，自有物流冷藏车60余辆，能够最大程度确保产品新鲜度。目前"白玉"产品在北京大型商超连锁渠道覆盖率达到90%，对北京大型农贸市场实现全覆盖，并将产品售卖逐步延伸到天津、廊坊、唐山、石家庄等京津冀地区。

60多年的发展变革，造就了"白玉"人不畏艰辛、勇于挑战的顽强精神，更积蕴了厚积薄发的拼搏力量。未来"白玉"将以"中国豆制品行业领军品牌"为目标，不断拓展生鲜食品领域，秉承着安全、绿色、便捷的理念，为顾客提供品类丰盛、营养健康的美味食品。

清美——豆制品全产业链的创领者

上海清美绿色食品（集团）有限公司创立于1998年，主要生产豆制品、米制品、轻食、蔬果、禽蛋、肉制品、粮油等21大类产品，其中大豆日加工能力260吨，包含传统 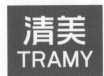 豆制品、日式豆制品、植物蛋白饮料、熟食豆制品、有机豆制品、真粉制品、面筋制品、休闲豆制品、豆芽九大系列300余款。

清美豆制品畅销全国14个省市，并出口美国、加拿大、澳大利亚、新西兰等国。近年来，公司先后获得上海市质量金奖、上海市五一劳动奖状及"上海市五星级绿色工厂""上海市智能工厂"等荣誉称号。

祖名——关注人类健康的大豆食品

祖名豆制品股份有限公司创立于1994年，总部位于杭州市，是集研发、生产、销售于一体的全国大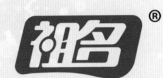

型豆制品生产企业。公司于2021年1月6日在深圳证券交易所中小板上市，被称为中国"豆制品第一股"。

公司生产生鲜豆制品、植物蛋白饮品、休闲豆制品等多个系列400余种产品，客户涵盖多家社区生鲜超市、知名连锁餐饮企业和生鲜专营电商平台，已成为江浙沪地区的豆制品领先品牌之一，被认定为第19届亚运会官方豆制品供应商、G20杭州峰会豆制品食材总仓供应企业，参与起草非发酵豆制品CAC（国际食品法典委员会）国际标准和国家标准。

金记食品——智造豆类精品，树立全球标杆

苏州金记食品有限公司成立于2005年，是一家集研发、生产、销售、冷链物流和大豆基地为一体的民营企业，产、销量在全国豆制品行业中名列前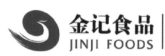茅。公司建立了江苏省豆制品工程技术研究中心研发平台，综合运用数字技术、质量追溯等全流程信息化系统，形成了从农田到餐桌的全链条过程管理模式。

公司以科技创新为引领，建立了25万亩的非转基因大豆合作基地，承担并完成国家、省市科研项目16项，主导、参与起草国家行业、团体标准15项，拥有专利292件，并荣获绿色食品、中国驰名商标、全国粮油加工环节减损增效典型案例等80多项荣誉。

南京果果——两千年豆制品的传承与创新

南京果果食品有限公司成立于2001年，是一家专注于豆制品及方便食品研发、生产和销售的大型企业。公司在黑龙江双鸭山市建立了非转基因大豆原料种植基地，并对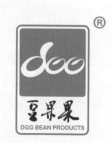生鲜豆制品采用三位一体的全程冷链配送，确保产品的安全优质配送。

公司注重产品研发创新，与江苏省农业科学院共建食品工程技术开发中心，依托南京农业大学和江南大学建立了南京市市级技术工程中心，产

品线包括经典豆制品、方便食品、冷冻食品等八大类共200多个品种，满足消费者的多元化需求。

豆黄金——做良心食品，创百年企业

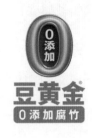

豆黄金食品有限公司成立于2011年，是专门从事大豆种植、生产、研发、销售、工业旅游为一体的创新企业，连续6年荣获中国绿色食品博览会金奖，研发的零添加天然腐竹属于国内首创，填补了市场空白，"豆黄金"商标被评为山东省著名商标。

为满足日益扩大的市场需求，豆黄金建设了二期车间，建筑面积2.6万平方米，总投资3.6亿元，是国内规模最大、标准最高的腐竹生产车间。公司原材料全部采用自有基地种植的非转基因大豆，面积超过15万亩，让更多的消费者吃上真正零添加、绿色、天然的腐竹。

鸿光浪花——中国好豆腐

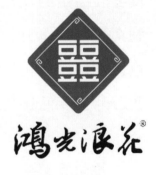

杭州鸿光浪花豆业食品有限公司是一家拥有160多年历史的"老字号"企业，历史悠久，品牌文化深厚。公司是杭州市"菜篮子"重点商品保供稳价单位，产品销售辐射浙江省内、江苏、上海等省份的区域市场。

公司的"大中华豆腐"、"晶玉豆腐"、"黄金豆腐"、"蛋玉豆腐"、香干、千张、素鸡、豆浆、豆奶以及休闲食品等品类齐全，在市场和广大消费者中有着很好的口碑。作为百年企业，公司持续向大健康产业和年轻化产品转型升级，加强食品安全、产品创新，提供优质服务。

劲仔食品——美味营养健康的国民零食

劲仔食品集团股份有限公司成立于2010年，是一家集研、产、销于一

体的现代化食品企业，在岳阳、平江拥有自动化生产基地，被湖南省委、省政府授予"新湖南贡献奖"，入选农业产业化国家重点龙头企业，于2020年登陆深圳证券交易所主板。

作为中华美食传播者，公司聚焦优质蛋白健康品类，休闲豆制品、禽类制品均跻身行业前列，成为美味营养健康的国民零食。劲仔豆制品主要为厚豆干、短保豆干、素肉等系列，产品畅销国内，并远销法国、韩国等全球约30个国家。

盒马——新零售开创者的"日日鲜醇豆浆"

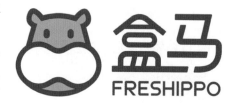

盒马成立于2015年，是中国新零售的开创者。盒马创设的"日日鲜"品牌，打造"只售一日"的鲜美生活名片，从蔬菜、水果、肉禽到乳制品、烘焙、海鲜等各种品类，满足城市消费者的高品质消费需求。

盒马"日日鲜醇豆浆"坚持选用东北非转基因大豆为原料，精选后脱皮去胚磨出的豆浆更鲜、更香、更滑，推出的"11度浓醇"蛋白质含量达到4克/100毫升，相当于普通牛奶的1.2倍，并通过一周七天7种标签颜色区别，确保消费者每天都能喝到最新鲜的豆浆。"日日鲜醇豆浆"产品2023年上半年销售量同比增长21%。

维维食品——健康生活欢乐维维

维维食品饮料股份有限公司成立于1994年，2000年在上海证券交易所上市，是一家以"生态农业、大粮食、大食品"为主的跨地区、跨行业大型企业。公司的广告词"维维豆奶、欢乐开怀"响彻大江南北，成为几代人心中的欢乐代名词。

维维豆奶粉始终保持行业领先地位，产销量连续多年名列行业第一。在此基础上，公司历经多年深耕，开创了新的广阔空间，形成了集"维维"牌豆奶粉与液体豆奶饮料系列、"维维六朝松"面粉系列、"天山雪"乳品系列、"怡清源"茶叶系列等丰富产品组合。

九阳豆业——让更多人享受到豆之健康美味

杭州九阳豆业有限公司于2008年成立，源于九阳豆浆发明人"豆浆健康世界"的情怀，通过制浆技术创新和商业模式创新推出多种好豆浆解决方案，成功进入社会餐饮豆浆饮品供应链，"九阳豆浆"已成为国民豆浆标杆品牌。

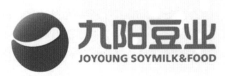

针对健康食堂和高端餐厅要求，九阳豆业推出"九阳商用豆浆机"现制好豆浆解决方案；针对快捷餐饮店、便利店，推出"好机＋好料＝好豆浆"的现调好豆浆饮品解决方案；针对潮流时尚消费，推出了更营养更健康的九阳豆浆"磨豆匠"即饮装豆浆及冲调装豆浆粉、豆乳粉等产品。

海天——让餐桌更鲜美一点

佛山市海天调味食品股份有限公司是中国调味品行业的龙头企业，产品涵盖十几大系列百余品种500多个规格，年产值超过200亿元。在2022年中国品牌力指数排名中，海天分别蝉联酱油、蚝油、酱料行业第一品牌，连续5年入选中国消费者首选前十品牌。

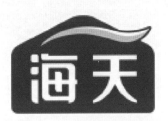

海天对大豆外观、规格、各项理化和安全指标都有严格的企业标准。海天采购东北三江平原的非转基因优质大豆，从东北到广东3 000多千米的路途，千山万水选原料，执着寻找"美丽"黄豆，并致力于用现代科研技术对传统酿造工艺的传承和创新。

中粮贸易——国产大豆流通领域领导者

中粮贸易有限公司是经营实力雄厚、设施体系完善的市场化粮食流通企业，是维护国家粮食安全、服务国家宏观调控的骨干力量，致力于为农民提供全方位、一站式的农业

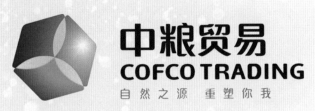

服务，为客户提供全球化、多渠道的原粮产品解决方案。

大豆是中粮贸易四大主营品种之一，有东北、内陆、沿江、沿海四个大区开展采购、加工、销售、仓储等业务。中粮贸易持续深耕食用大豆市场，在东北地区大豆主产地的收购、加工体系拥有30家粮库、13座清选塔，总仓容130万吨，年加工能力80万吨，实现了从种植到流通全流程可追溯管理，通过"库存前移＋线上零售"模式拓展销售网点，为下游品牌食品企业提供高品质粮源。

◇ **附录 2**

中国大豆食品加工重点企业

中国是世界最大的豆制品生产和消费国,大豆食品产业是关乎国计民生的健康产业,也是食品经济中的支柱性大产业。目前,我国已经拥有了完整的豆制品、大豆蛋白、大豆油等大豆食品加工体系,并且在全国各地发展出现了祖名股份、禹王集团、中粮油脂等品牌企业。综合企业的"生产规模""品牌知名度"等条件梳理,按省份和加工类别划分,我国的大豆食品加工重点企业分布如下:

在豆制品方面

以北京、上海、杭州、南京、沈阳、重庆、成都、深圳等地一线城市的品牌豆制品企业为代表,因为豆制品属于"菜篮子"不可或缺的重要组成部分,所以全国各个地方都发展出现了许多优秀豆制品企业。分布广泛、数量众多。现将各省份按首字母排序,摘录各省份优秀豆制品企业如下:

○ **安徽**　金菜地、大富、玛瑙泉、八公山、皖豆香、人人福、昌和全、江心绿舟、淮香、康豆坊、筷来香、佳龙、豆语香、欣荣、清康等品牌企业;

○ **北京**　白玉、王致和、老才臣、六必居、香香唯一、圃美多、豆豆厨、香豆豆等品牌企业;

○ **重庆**　天润食品、奇爽、多味多、武隆羊角、两颗豆、潼川豆豉、忠州豆腐乳、紫水豆干等品牌企业;

○ **福建**　豆本豆、银祥、安井、素天下、坤宴、伍信食品、福祺食品、颐玖叁叁、豆博士、欣田等品牌企业;

○ **广东**　祝富、素礼坊、品和汇、斋外斋、罗浮山润心食品、水明坊、艾豆坊、客家婆、尝元、远香楼、和鲜食品、汇林、豆本营、阳江豆豉等品牌企业;

- **广西** 梧州冰泉、南宁六点半、桂林腐乳、四方井、横清、社坡天天、杨晋记豆豉等品牌企业；

- **贵州** 芳馨豆园、鰡豆缘、朴味食品、石老祖公、美之选、大方豆干等品牌企业；

- **甘肃** 菽美、金昌白玉、正邦兴等品牌企业；

- **河北** 马大姐、老辗薹、豆想你、豆豆食品、臻豆、金海食品等品牌企业；

- **河南** 世通豆腐、豆状元、济源欣园、豫豆香、豆妃、胖胖、安阳腐竹、许昌乐豆坊、向上食品、豫芊香食品、味之源、振宇食品、胖东来等品牌企业；

- **黑龙江** 龙王、冬梅、北大荒、多多豆浆、中强食品、晨星岛、可口儿食品、克东腐乳等品牌企业；

- **湖北** 骏源、中百、土家爱、楚豆羹、良恩食品、豆源泰、豆香聚等品牌企业；

- **湖南** 劲仔食品、盐津铺子、聚美合、火宫殿、乡乡嘴、满师傅、遇见兰亭、刘大姐、浏阳豆豉、法新豆业、湘东情、洪杨、君益福等品牌企业；

- **海南** 海润万家、佳奋食品等品牌企业；

- **吉林** 烧锅豆制品、榆乡豆制品、朱老六等品牌企业；

- **辽宁** 福来食品、虹豆香、盖州松泉香、喜民、国威等品牌企业；

- **宁夏** 兴豆缘、伊众源等品牌企业；

- **江苏** 维维、老相食、三和四美、津津豆干、果果、维扬、小鹰、彬彬、龙伟、隔灶香、典发食品、龙脑、鲜南、豆腐王朝、常鑫、淮小豆、食物恋等品牌企业；

- **江西** 寇寇食品、鑫农康、鄱豆府、金豆豆、大观楼腐竹、华乐食品等品牌企业；

- **内蒙古** 天天食品、豆皇帝、伊利植选等品牌企业；

- **青海** 天丽湖、古驿硒源等品牌企业；

○ **四川**　徽记食品、香香嘴、成都豆香、苏发御和、顺华食品、憨憨豆匠、河舒豆腐、海会寺豆腐乳、剑门豆腐、潼川豆豉等品牌企业；

○ **上海**　清美集团、金龙鱼、永和豆浆、汉康、艺杏、洋洋、旭阳、张小宝等品牌企业；

○ **山东**　冠珍轩、大卫生态、青岛福昌、烟台优纳、春福盈、启腾生物、宏仔生物、德州佳盈、枣庄川阿婆、龙山水豆腐、开鑫豆乳、豆黄金、平芝、诺霖、世纪春等品牌企业；

○ **山西**　六味斋、金大豆、胖妞食品、方鑫食品、康晋、冯氏豆干等品牌企业；

○ **陕西**　永和豆业、秦豆园、御品农业、金顺农业、榆林豆腐、洛南民生、八千里、山里情、洛源食品等品牌企业；

○ **天津**　山海关、喜磨房、东马坊豆腐丝等品牌企业；

○ **新疆**　润源食品、伊犁吉源豆业、世纪源、荆楚诚信等品牌企业；

○ **西藏**　普拓食品、谭德均豆制品等品牌企业；

○ **云南**　尚古堂、石屏锦锌、品香、帅虹、牟定兴怡食品、花腰、万宝万、牟定腐乳等品牌企业；

○ **浙江**　祖名股份、鸿光浪花、雪顶、阮小二、九阳豆浆、宁波豆鹤、绍兴咸亨、老爸食品、海岭豆制品、宣森等品牌企业；

○ **台湾**　统一、中华豆腐、麦豆股份、爱之味、光泉、瑞源、顺升、永和、黄日香、明兴、传贵等品牌企业；

○ **香港**　中港兴、兴泰、壹品豆品等品牌企业；

○ **澳门**　荣记、颐德行李康记等品牌企业；

在大豆蛋白方面

以禹王集团、嘉华生物、山松生物、谷神生物、御馨生物、万得福、百川生物、丹尼士科双汇、索宝蛋白、毅润蛋白、绥化金龙、立呈蛋白、瑞康生物等品牌企业为代表，我国大豆蛋白主要生产企业80%以上产能在山东省境内，其次是黑龙江、浙江、河南等省份。

大豆油方面

以中粮集团、益海嘉里、九三集团、中储粮、渤海集团、汇福集团、和润集团、山东三维、东凌粮油、河南阳光、山东香驰、南通一德、山东鲁花等品牌企业为代表，我国的大豆压榨产业已形成了环渤海地区、华东沿海地区、华南沿海地区、长江流域和中西部地区的五大进口大豆压榨区域布局。

◇ **附录 3**

农耕书单

◎《稻花香里话丰年：一粒米的时空旅程》，作者：唐珂

◎《大豆食品营养手册》，作者：中国食品工业协会豆制品专业委员会

◎《大豆加工与利用》，作者：李里特

◎《豆制品工艺师》，作者：吴月芳

◎《大豆》，作者：王金陵

◎《大豆育种应用基础和技术研究进展》，作者：盖钧镒

◎《中国农业的四大发明：大豆》，作者：石慧

◎《豆腐》，作者：朱赢椿

◎《魔豆：大豆在美国的崛起》，作者：[美]马修·罗思

◎《大豆的遗传与选种》，作者：王金陵

◎《Die Sojabohne》，作者：Friedrich J. Haberlandt

◎《大豆》，作者：李煜瀛

◎《中国豆腐》，作者：洪光住

◎《豆腐之书》，作者：威廉·夏利夫、青柳昭子

◎《豆腐百珍》，作者：曾谷学川

◎《Tofu Goes West：Recipes》，作者：Gary Landgrebe

◎《Tofu at Center Stage》，作者：Gary Landgrebe

◎《Everyday Tofu：From Pancakes to Pizza》，作者：Gary Landgrebe

◎《Tofu：A New Way to Healthy Eating》，作者：Linda Barber

◎《中国豆腐》，作者：林海音

◎《文人品豆腐》，作者：金实秋

◎《走向世界的中国文明丛书：豆腐》，作者：曾学英

◎《一豆一世界——从大豆历史、食品文化到现代经济科研》，
    作者：林汉明

◎《大豆书》，作者：许彦斌

◇ **附录 4**

大豆营养元素表

营养素		单位	每 100 克中的含量
水分		克	12
能量		千卡路里 / 千焦	446/1 866
蛋白质		克	35.1
总脂肪		克	19.18
灰分		克	5.0
碳水化合物（有差异）		克	29.44
纤维素，总膳食纤维		克	8.95
总糖		克	7.05
脂类	脂肪酸，总饱和	克	2.775
	脂肪酸，总单不饱和	克	4.237
	脂肪酸，总多不饱和	克	10.829
	植物甾醇	毫克	155
氨基酸	色氨酸	克	0.567
	苏氨酸	克	1.699
	异亮氨酸	克	1.896
	亮氨酸	克	3.184
	赖氨酸	克	2.604
	甲硫氨酸	克	0.526
	胱氨酸	克	0.630
	苯丙氨酸	克	2.042
	酪氨酸	克	1.481
	缬氨酸	克	1.952
	精氨酸	克	3.034
	组氨酸	克	1.056
	丙氨酸	克	1.843
	天冬氨酸	克	4.919
	谷氨酸	克	7.576
	甘氨酸	克	1.809
	脯氨酸	克	2.289
	丝氨酸	克	2.268

◇ 附录5

豆制品产品体系表

（由中国食品工业协会豆制品专业委员会　吴月芳绘制于2023年8月9日）

豆制品产品

整豆制品
- 煮大豆
- 烘焙大豆（包括毛豆）
- 纳豆
- 豆豉
- 天贝（天培）

豆粉
- 热黄豆粉
- 烘焙大豆粉
- 全脂活性豆粉
- 低脂活性豆粉
- 脱脂活性豆粉

豆浆及豆浆制品
- 液体豆浆类
  - 豆浆
    - 纯豆浆
    - 调制豆浆
    - 全豆纯豆浆
  - 豆浆酸奶
    - 纯豆浆酸奶
    - 调制豆浆酸奶
    - 全豆调制豆浆酸奶
- 豆浆粉类
  - 纯豆浆粉
  - 调制豆浆粉
  - 豆腐粉（豆花粉）
- 豆浆炼乳
  - 无糖豆浆炼乳
  - 调味豆浆炼乳
- 豆浆干酪类
- 豆浆冰淇淋类
- 豆浆甜点
  - 豆浆布丁
  - 豆浆慕斯
- 其他豆浆制品类
  - 其他豆浆甜点

豆腐及豆腐制品
- 豆腐
  - 北豆腐
  - 南豆腐（嫩豆腐）
  - 充填豆腐
  - 其他豆腐（老豆腐）
- 豆腐干
  - 豆腐花（豆腐脑）
  - 全豆腐
  - 豆腐皮
  - 豆腐丝（千张、百叶、干豆腐）
  - 卤制豆腐\豆腐干制品
  - 油炸豆腐\豆腐干制品（豆腐泡、油豆腐、豆方、豆参）
  - 脱水豆腐\豆腐干制品（冻干豆腐）
  - 腌制豆腐\豆腐干制品（臭干、臭豆腐）
  - 熏烤豆腐\豆腐干（熏干、烤豆腐）
  - 豆腐香肠
  - 冻豆腐
  - 蒸煮豆腐干（素鸡）
  - 其他
- 腐乳类
  - 白腐乳
  - 红腐乳
  - 青腐乳
  - 酱色腐乳
  - 花色腐乳

腐竹及腐竹制品
- 腐竹类
  - 全豆腐乳
  - 腐竹
  - 油皮
  - 豆杆
- 腐竹制品类
  - 炸制腐竹制品（响铃卷等）
  - 卤制腐竹制品（包括炸卤类）

大豆蛋白及大豆蛋白制品
- 大豆蛋白
  - 大豆蛋白粉
  - 大豆组织蛋白
  - 大豆分离蛋白
  - 大豆浓缩蛋白
- 大豆蛋白制品
  - 凝胶类大豆蛋白制品
  - 仿肉类大豆蛋白制品
  - 粉状大豆蛋白制品
  - 液态大豆蛋白制品
  - 其他大豆蛋白制品（膨化豆制品、大豆拉盐蛋白、大豆颗粒蛋白）

豆渣及豆渣制品
- 豆渣粉
- 豆渣酱
- 豆渣饼干
- 豆渣丸子
- 其他豆渣制品

其他大豆食品
- 其他豆类制品
  - 豌豆蛋白
  - 豌豆汁
  - 豆沙
  - 其他

大豆调味品
- 酱油
- 酱
- 其他

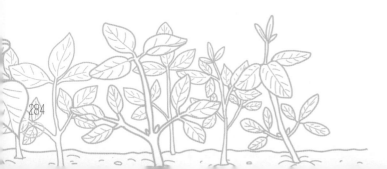

◇ **附录6**

大国粮仓赋

唐　珂

壹·寻根

天地玄黄，宇宙洪荒，满天星斗①，璀璨流光。

筚路蓝缕，农畜肇始，含英咀华，稼穑滥觞。

农祖先贤，教民耕作，辟土殖谷，艺禾育桑。

岁月悠悠，长歌萦萦，垂裳而治②，德行以彰。

渔樵耕织，得理蕃阜③，三才之观④，造福四方。

食为政首，谷为民命⑤，重农务本，社稷大纲。

籍田亲蚕，屯垦拓疆，修堰浚水⑥，安定八荒。

精耕细作，春播夏耘，万物化育，秋收冬藏。

百畦千顷⑦，纵横阡陌，胼手胝足，寒来暑往。

沟浍脉连，堤塍相辖⑧，犁耙耱耢，四季奔忙。

天人合一，民胞物与，和谐同光，乃求仓箱⑨。

饭稻羹鱼，民食为天，栽培驯化，百谷以降。

顺时守则，道法自然，趋利避害，丰裕保障。

轮作休耕，周复再生，辨土施肥，结合种养。

安土重迁，开物节用，尊老爱幼，邻里相帮。

协和包容，休戚与共，家国同构，坚韧自强。

风调雨顺，国泰民安，孜孜以求，九州丰穰。

五谷六畜，年年有余，穰穰满家，兴业安邦。

农夫莘莘，黎首芸芸，晴耕雨读，诗书继长。

弘化传统，赓续文脉，繁衍生息，功德无量。

农耕精神，源远流长，博大精深，千秋共享。
核心价值，薪火相传，滋润后人，世代敬仰。

贰·铸魂

非凡十年，政通人和，事举功成，运炽势旺。
强农惠农，懿政频施，标本兼治，民殷国昌。
东风妙笔，蓝图绘就，百年伟业，三农华章。
粮食安全，念兹在兹，党政同责，举旗定向⑩。
国之大者，重中之重，高瞻远瞩，宏论铿锵。
治国理政，头等大事，手中有粮，心中不慌。
守住底线⑪，端牢饭碗，稳产保供，纲举目张⑫。
抓主抓重，落细落小，政策引路，力度超常。
规划先行，责任压实，下沉一线，作风优良。
聚焦重点，目标导向，加大投入，实施专项。
因地制宜，分类指导，三区协同⑬，务实担当。
紧盯关键，防灾抗灾，数字赋能，科技护航⑭。
上下齐心，同频共振，多措并举，职责共扛。
感念党恩，踔厉奋发，使命召唤，初心不忘。
放眼海内，嘉禾茂盛，硕果盈枝，万里飘香。
秋风染透，金穗连天，四海沃野，垄上尽黄。
墨蓝映波，鱼跃虾欢，黛绿织毯，羊肥马壮。
玉屏叠翠，堪入画图，繁花争艳，骑旋骀荡。
丘陵高坡，森林大漠，寒地黑土，平畴留芳。
塞北草原，岭南热区，山川揽胜，寰宇无双。
林海攒色，津涯溢彩，喜悦情愫，酣畅流淌。
春华秋实，天道酬勤，人间大美，仓廪满装。

叁·巡礼

欣眸今朝，镃基恰时⑮，兴农重本，六合崇尚。

脱贫攻坚，打赢硬仗，全面小康，步入殿堂。

重心转向，巩固拓展，有效衔接⑯，欣荣景象。

两藏战略，攫授要害，五良配套⑰，升级提档。

设施农业，节本增效，高标农田，成方成行。

三大体系⑱，稳步推进，粮油副食，增量添样。

夏粮早稻，季季增产，秋粮势佳，丰收在望⑲。

结构调优，供需适配，量质品类，全面增涨。

产业发展，突飞猛进，建设治理，扮靓村庄。

开发两多⑳，三产融合，农旅一体，以文促商。

新生业态，方兴未艾，留乡返乡，双新双创㉑。

国内国际，两大循环，上行下行，强链组网。

仓储冷藏，减损降耗，物流提速，保通保畅。

出村进城，内引外联，产销对接，扩大开放。

统筹利用，两种资源，做大做强，两个市场。

监测预警，科学决策，精准管理，数据为王。

三品一标，增值增收，营销促销，品牌擦亮。

农村改革，蹄疾步稳，顶层设计，八柱四梁。

资源要素，平等交换，维护权益，春风荡漾。

新型主体，勇立潮头，职业农民，敢想敢闯。

蓄势强基，深挖潜力，培优人才，争当农匠。

党建引领，立法定圭，承前启后，再创辉煌。

肆·展望

驰目前程，憧憬未来，凭据伟力，展翅翱翔。

粮安国稳，本固邦宁，守好后院，磐石压舱。

报效祖国，铁心向党，一懂两爱，热血满腔。

建功时代，接续奋进，跬步千里，豪情万丈。

农业农村，优先发展，生产生活，蒸蒸日上。

守正创新，勖勉吾侪，立根铸魂，厚植土壤。

生态优先，绿色发展，旷世韬略，风帆高扬。

领异标新，与时俱进，同向发力，浩浩汤汤。

大食物观，行止恢宏，精深加工，永远朝阳。

新政助农，辅之义利，泽被乡亲，稳猪抓粮。

机制兜底，支保加持，种粮赚钱，动态补偿。

城乡融合，锻长补短，普惠服务，全民共飨。

农业两高，乡村两宜，农民两富㉒，道路宽广。

三大差别，渐消渐弥，四化同步，翀游昊苍。

响鼓重锤，共同富裕，快马加鞭，幸福安康。

赍志大局，继往开来，令仪臻善，钟磬洋洋㉓。

海晏河清，鸿业隆晟，踵事增华，腾骞家乡。

朝乾夕惕，勇毅前行，任重道远，放飞梦想。

民族复兴，乡村振兴，鼙鼓劲曲，激昂奏响。

五级共抓，持续加力，久久为功，鹜迨瑞祥。

壬寅秋分，佳节志五，年丰岁稔，神州共襄。

躬逢其盛，遑遑谨记，华夏泱泱，大国粮仓。

【注释】

①中华文明探源工程证明，祖国大地数以千计的新石器时代遗址，呈现出满天星斗、多元一体的态势，孕育了百业之基的农业，成就了三大起源之一的农业的起源。

②"垂裳而治"语出《周易·系辞下》："黄帝、尧、舜垂衣裳而天下治，盖取诸乾坤。"

③"得理蕃阜"语出《宋史·列传·卷二十二》："家国之方，守谷帛而已，二者不出国而出于民。其道在天，其利在地，得其理者蕃阜，失其理者耗啬。"

④三才观是中国古人的宇宙观和方法论，最早见于《周易·系辞下》："有天道焉，有人道焉，有地道焉，兼三才而两之。"即将人置于天地、人、交互影响的大视野下，在具体的时空中去探讨生命活动的规律。

⑤"洪范八政，食为政首"语出《尚书·洪范》。"五谷者，万民之命，国之重宝"语出《范子计然》。

⑥"籍田亲蚕"指籍田礼和亲蚕礼。"修堰浚水"指兴修水利的优良传统，古有都江堰、芍陂、灵渠、郑国渠四大水利工程，今有众多水利设施，在抵御洪涝灾害中发挥了重要作用。

⑦"百畦千顷"出自宋代李光诗句"秋蔬灌百畦，夏稻溉千顷。"

⑧"沟浍脉连，堤塍相辒"语出东汉张衡《南都赋》，意指纵横交错的沟渠堤坝相互连接。

⑨"乃求仓箱"语出《诗经·小雅·甫田》："乃求千斯仓，乃求万斯箱。黍稷稻粱，农夫之庆。报以介福，万寿无疆。"

⑩习近平总书记指出："要未雨绸缪，始终绷紧粮食安全这根弦，始终坚持以我为主、立足国内、确保产能、适度进口、科技支撑。要全面落实粮食安全党政同责，严格粮食安全责任制考核，主产区、主

销区、产销平衡区要饭碗一起端、责任一起扛。"

⑪底线，既指全年粮食总产量保持在1.3万亿斤以上和不发生规模性返贫，又指落实最严格的耕地保护制度，加强用途管制，坚决遏制耕地"非农化"、基本农田"非粮化"。

⑫按照农业农村部党组"保供固安全、振兴畅循环"的工作定位，紧紧围绕"国之大者"抓主抓重，紧紧围绕中央部署落细落小。重点把握好6个关键词，"保供、衔接、禁渔、建设、要害、改革"，前四个是目标任务，后两个是支撑保障。

⑬三区既指粮食主产区、主销区、产销平衡区，也指粮食生产功能区、重要农产品生产保护区、特色农产品优势区。

⑭目前，农业科技进步贡献率达到61%，农作物种源自给率超过95%，农作物良种覆盖率稳定在96%以上，科技成为农业农村经济增长最重要的驱动力。农作物耕种收综合机械化率超过72%，特别是小麦的综合机械化率超过97%，基本实现了全程机械化。农产品质量安全例行监测合格率稳定在97%以上。农田有效灌溉面积占比超过54%，累计建成9亿亩高标准农田。农业综合生产能力稳步提高，粮食和重要农副产品供应有保障。

⑮语出《孟子·公孙丑上》"虽有镃基，不如待时。"镃基指农具，这里比喻农业农村经济发展。

⑯脱贫攻坚战取得胜利后，三农工作重心历史性转向全面推进乡村振兴，加快农业农村现代化，同时巩固拓展脱贫攻坚成果，与乡村振兴有效衔接。实施乡村振兴战略，必须把确保重要农产品特别是粮食供给作为首要任务，把提高农业综合生产能力放在更加突出的位置。

⑰两藏战略指藏粮于地、藏粮于技，两大要害指种子、耕地，五良配套指良种、良法、良制、良田、良机融合发展。

⑱三大体系即现代农业产业体系、生产体系和经营体系。

⑲据国家统计局发布的数据，2021年，我国粮食产量13 657亿斤，比2012年增产11.5%，连续7年稳定在1.3万亿斤以上，稳居世界首位。肉类、蔬菜、水果、水产品、花生、籽棉、茶叶等农产品产量均保持世界第一。2022年全国夏粮总产量2 948亿斤，同比增加28.7亿斤，增长1.0%，其中小麦产量2 715亿斤，同比增加25.7亿斤，增长1.0%。2022年全国早稻总产量562.5亿斤，同比增加2.1亿斤，增长0.4%。2023年上半年，全国猪牛羊禽肉产量4 519万吨，比上年同期增加228万吨，增长5.3%。其中，猪肉产量2 939万吨，增加224万吨，增长8.2%；牛肉产量302万吨，增长3.8%；羊肉产量212万吨，增长0.7%。禽蛋、牛奶产量增长，禽蛋产量1 611万吨，比上年同期增长3.5%；牛奶产量1 669万吨，增长8.4%。近几年，我国每年生产超过1.4亿吨的肉蛋奶，6 000多万吨的水产品，7亿多吨的蔬菜，超过2.5亿吨的水果，老百姓的"米袋子""菜篮子"产品供应比历史上任何一个时期都要丰富和充足。

⑳"两多"指农业的多种功能和乡村的多元价值。

㉑"双新双创"指新农民、新技术，农村的大众创业、万众创新。

㉒指农业高质高效、乡村宜居宜业、农民富裕富足。

㉓"令仪""钟磬洋洋"出自《乐府诗集·燕射歌辞三·周朝飨乐章》，寓意喜气洋洋、仪式感渐强的中国农民丰收节越来越化风成俗、深入人心。

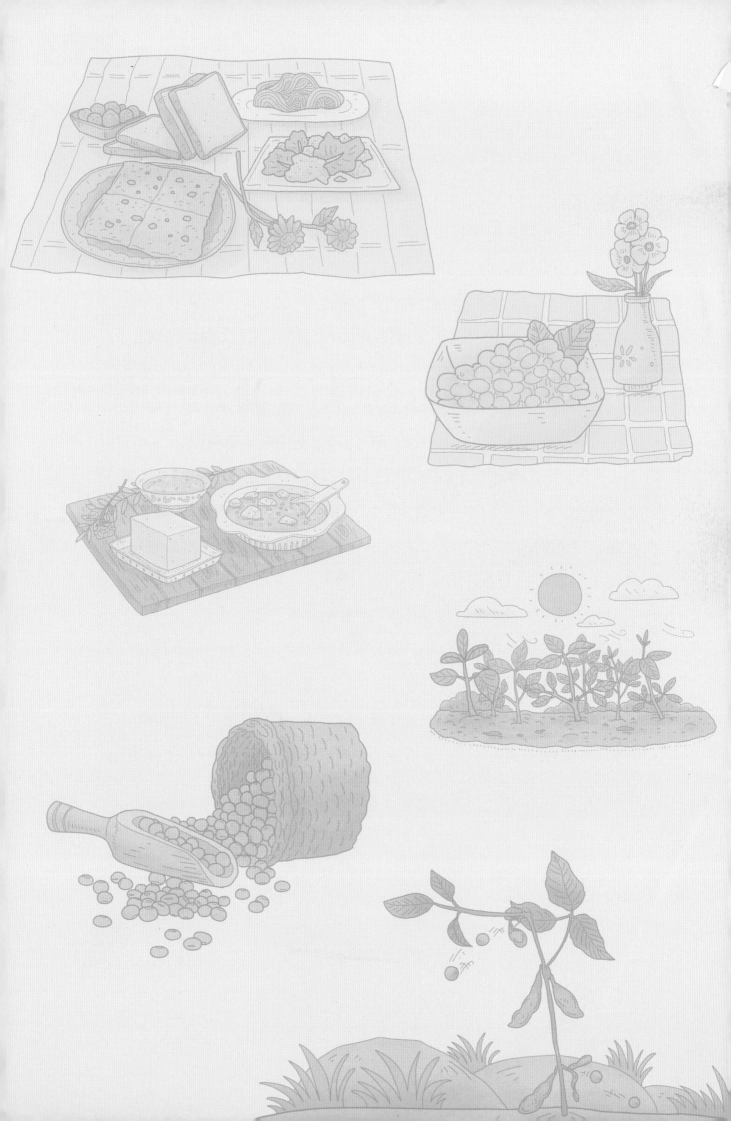